50 formas sencillas de consentirte

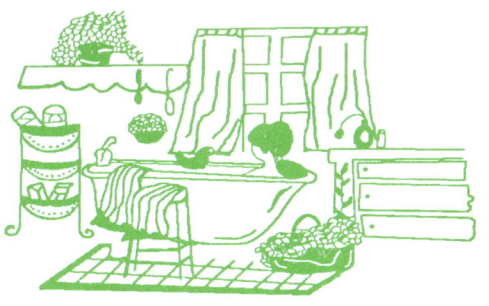

50 formas sencillas de consentirte

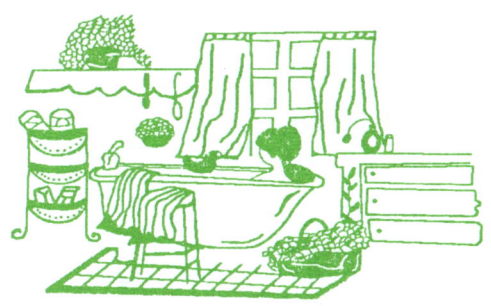

Stephanie Tourles

Grupo Editorial Tomo, S. A. de C. V.
Nicolás San Juan 1043
03100 México, D. F.

1a. edición, agosto 2002.
2a. edición, mayo 2004.

50 Simple Ways to Pamper Yourself
Copyright © 1999 by Stephanie Tourles
Storey Communications, Inc.

© 2004, Grupo Editorial Tomo, S.A. de C.V.
Nicolás San Juan 1043, Col. Del Valle
03100 México, D.F.
Tels. 5575-6615, 5575-8701 y 5575-0186
Fax. 5575-6695
http://www.grupotomo.com.mx
ISBN: 970-666-541-2
Miembro de la Cámara Nacional
de la Industria Editorial No. 2961

Traducción: Luis Miguel Nieto
Diseño de portada: Trilce Romero
Formación tipográfica: Consuelo Rutiaga C.
Supervisor de producción: Leonardo Figueroa

Derechos reservados conforme a la ley.
Las características tipográficas y de edición de esta obra
son propiedad del editor. Se prohibe su reproducción
parcial o total sin autorización por escrito de la editorial.
Este libro se publicó conforme al contrato establecido entre
Storey Communications, Inc. y *Grupo Editorial Tomo, S.A. de C.V.*

Impreso en México - *Printed in Mexico*

A mi esposo Bill:

gracias por tu paciencia, por tu apoyo inagotable, por tu risa y por alentarme a explorar mis sueños;
a vencer mis limitaciones y a encontrar la dirección de mi vida. Te amo más y más a cada instante, mi dulce William.

Todos los libros empiezan con una idea, una semilla. Quiero agradecer a mi editora Deborah Balmuth, por regalarme esta semilla y alentarme a fertilizarla y cultivarla. Y muchas gracias a todos aquellos que, con gran corazón, compartieron conmigo sus formas predilectas de consentirse para mejorar su salud y bienestar.

Indice

Introducción: Libérate de la culpa	9
1. Vamos, sé feliz	13
2. Un baño facial de vapor	17
3. Aromaterapia para relajarse y recuperar la energía	19
4. Refréscate	23
5. Pule tu cuerpo	25
6. Que tus pasos sean ligeros	29
7. Nutre tu cabello	33
8. Los 10 alimentos indispensables para la salud	37
9. 5 rituales diarios para lucir una piel radiante	41
10. Desestrésate y relájate	45
11. Es hora de tomar el té	47
12. Complace a las plantas de tus pies	51
13. Date un lujoso baño con leche	55
14. Limpia y acondiciona tu cutis	59
15. Conserva el brillo de tus dientes	63
16. Date tiempo para hacer ejercicio	65
17. Bocadillos energéticos	69
18. Aprovecha los beneficios del baño	73
19. Acondiciona tu cabello	77
20. Protege tu piel del sol	81
21. Secretos para no envejecer	84
22. Manténte fresco y seco	89
23. Cultiva el sueño	93
24. Fortalécete para evitar el resfriado y la gripa	97
25. Elabora tus propios aceites para baño y masaje	101
26. Consiente a tus luceros	105
27. Hazte pedicure	109

28. El poder de las flores — 113
29. Consejos profesionales para consentirte — 117
30. Colorea tu hogar con plantas florales — 119
31. Procúrate un dulce día — 123
32. Mantén tu piel en magníficas condiciones — 127
33. Fortalece tus uñas — 129
34. Da frescura a tu aliento — 131
35. Protege tu piel del sol — 133
36. Si te hace sentir bien... ¡hazlo! — 137
37. Ponte calabacín en la cara — 141
38. Terapia de manos — 145
39. Mejora la apariencia de tu trasero — 147
40. Come bien para lucir saludable — 151
41. Dale un buen cepillado a tu cuerpo — 155
42. Nutre tus uñas — 159
43. La reflexología para aliviar el estrés — 161
44. Haz de tu recámara un refugio — 165
45. Rodéate de fragancias — 169
46. Ponte una mascarilla — 171
47. Consejos para tener unos labios sensuales — 175
48. Aprende a querer a la lavanda — 177
49. Con hierbas, haz la almohada de los sueños — 181
50. Palabras de sabiduría — 185

Introducción

Libérate de la culpa

La palabra "consentir" es un verbo que significa "complacer los deseos de... en especial al satisfacer las comodidades físicas". También quiere decir "mimar, atender, dar gusto, complacer o acariciar". Parece ser que en estos tiempos de tanto estrés, consentirse a sí mismo es algo que la mayoría de nosotros debería hacer con más frecuencia.

Si adquiriste este libro para ti, no me digas que sentiste un poco de culpa por comprar un libro meramente dedicado a consentirte. ¿Tienes miedo de que alguien piense que eres egoísta por invertir un poco de tu valioso tiempo en algo que aumentará tu bienestar personal? ¡Deshazte de esos pensamientos! Consentirse no es un placer prohibido o pasado de moda. Piensa que es una forma de preservar la cordura en un mundo en el que se vive a ritmos acelerados.

Todos estamos demasiado ocupados. Trabajamos como hormiguitas siempre dispuestos a atender las necesidades de los demás, olvidándonos muchas veces de las nuestras. Hay quienes se pasan el día trabajando para atender y cuidar a sus hijos o a sus padres ancianos; o laboran fuera de casa en una profesión en la que invierten de 40 a 60 horas a la semana. Otros, dedican a los estudios el día entero. Y al final de la jornada, hay que ir al supermercado, preparar la cena, lavar la ropa, limpiar la casa, pagar los recibos, podar el césped, arreglar el auto y reunirse con el agente de seguros. ¿Acaso no merecemos un poco de nuestro tiempo para cuidarnos y ver por nosotros mismos?

Tal parece que nunca hubiésemos estado lo bastante ocupados antes de que apareciera la tecnología y por lo tanto ahora se espera que seamos superpersonas. Vivir la vida a un ritmo vertiginoso nos hace sentir como en un interminable recorrido en la montaña rusa. No podemos seguir trabajando cada vez más y más aprisa y procesar cada día que pasa más información, y aún así seguir actuando como seres humanos normales, felices y saludables. Sobra decir que la mayoría de nosotros nos sentimos agotados. Necesitamos un descanso para recuperar el aliento, recobrar la salud, restaurar nuestro ritmo natural y disfrutar los momentos significativos de la vida que hemos descuidado por estar tan ocupados. En una palabra, necesitamos "consentirnos".

Cuando hablamos de "consentirnos" no pienses que es una mala palabra por la que debas sentirte culpable. Tú mereces un poco de atención. Estoy segura que te la has ganado.

Ahora, para consentirte, no tienes que tomarte todo un día y estar de holgazana (aunque es recomendable hacerlo de vez en cuando). Basta con dedicarte un poco de tu tiempo. Este libro presenta muchas formas para eliminar el estrés y relajarse para encontrar más placer, más gozo, de manera que puedas lucir y sentirse mejor por ti misma. Estos sabios consejos te ayudarán a disfrutar más tiempo para ti y cuando estés más feliz y tranquila, radiante interior y exteriormente, saludable y hermosa, créeme, la gente que te rodea, lo notará.

Información y precauciones

La mayoría de los ingredientes que se mencionan en este libro, incluidos los aceites esenciales y las hierbas, pueden encontrarse en los mercados o en tiendas naturistas. Hay distribuidores de productos naturales y de hierbas que trabajan vía correo y también son una buena opción.

Te sugiero que al usar por vez primera un ingrediente, hagas una prueba preliminar de sensibilidad. Aplica un poco del ingrediente o fórmula en el pliegue interior de tu brazo. Déjalo secar y no lo toques mojes durante 24 horas. Si se presenta cualquier signo de reacción alérgica —enrojecimiento, picazón o irritación de la piel—, no debes usar el ingrediente. Además, ten cuidado en el manejo de los aceites esenciales puros porque debido a que son muy concentrados, pueden provocar reacciones adversas en la piel. Utiliza siempre un gotero para medir los aceites esenciales y no sobrepases la dosis recomendada ya que puede resultar peligroso. Conserva todos los ingredientes fuera del alcance de los niños y de las mascotas.

Así que... adelante, consiéntete... ¡De verdad, te lo mereces!

Cuentas con mis mejores deseos de salud y felicidad para ti y los tuyos.

Stephanie L. Tourles

1
Vamos, sé feliz

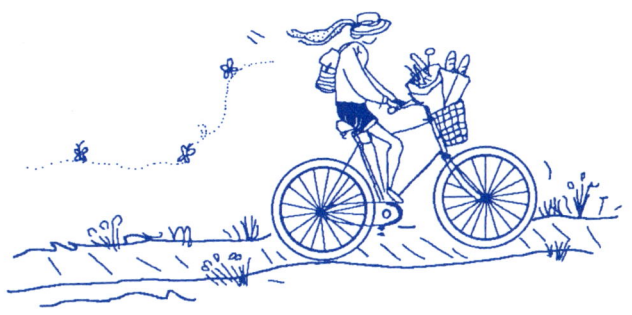

¿Recuerdas cómo bailabas y cantabas cuando eras niño? ¿Cuándo formabas parte de un grupo de niños contentos y risueños? ¿Recuerdas cómo se veían todos: alegres, con la cara radiante y rebosando salud? Recobra esta felicidad fresca, sin estrés y verás que todo eso te hará sentir mucho mejor.

Podrás comprobar que lucirás mejor, será como un valor agregado, porque el estrés restringe el flujo sanguíneo de la piel, lo cual evita que la humectación y los nutrientes puedan llegar a dónde deben estar. El estrés también provoca una mayor producción de la hormona masculina, la testosterona, la cual estimula la producción de grasa, que a su vez provoca la formación de barros y la obstrucción de los poros. Disminuir tu nivel de estrés mejorará de manera dramática la textura y condición de tu piel.

Maneja tu estrés

Utiliza aceite esencial de lavanda para relajarte, es un sedante natural y sirve para fortalecer los nervios. Hasta la fecha, suelo ponerme muy nerviosa cuando me dispongo a dar un discurso o una demostración de hierbas ante un grupo de personas. Para serenarme y recuperar mi semblante de tranquilidad y confianza, unos minutos antes de la presentación, pongo tres gotas de aceite esencial de lavanda pura en un gasa o en un pequeño pañuelo y aspiro con fuerza el aroma floral por cinco veces.

¿**E**l trabajo o la familia te exigen demasiado? Esta rutina de ejercicios funciona de maravilla para concentrarte, aliviar la tensión y recuperar la energía perdida.

- De pie, con los pies separados en línea con el ancho de tus hombros, coloca las palmas de las manos en la parte baja de tu vientre. Cierra los ojos y respira despacio por la nariz, mientras expandes el diafragma poco a poco. Si respiras de manera correcta, sentirás que tus manos se mueven hacia fuera. Retén el aire mientras cuentas hasta cinco, entonces expúlsalo con lentitud por la boca. Hazlo 10 veces.
- Ahora que estás más tranquila y con más oxígeno en circulación por todo tu cuerpo, estira los brazos hacia delante. Haz, despacio, 10 sentadillas completas. Asegúrate de apretar los glúteos al incorporarte. ¿No te sientes mejor?

Sonríe con frecuencia. Aún si tu día es malo, trata de encontrar por lo menos algo bueno que te haga sonreír, como por ejemplo: un cielo esplendoroso que brilla por el sol; los pájaros que están cantando; el hecho de estés sano; si hay nieve fresca en la acera; o simplemente porque te hiciste un buen *manicure*?

Ríete. «La risa es la mejor medicina» ¡cuánta verdad!. Vete al cine y disfruta de una película divertida; entretente con una buena lectura; retoza con tus hijos, te contagiarán su risa; o juega con tu mascota. La risa te hace sentir mejor, hace que tu piel brille y estimula la circulación de todo el cuerpo. Adelante, suelta una buena carcajada, sincera y espontánea.

Té de hierbas "Sé feliz"

Cuando estés desesperada y tus nervios estén alterados, prepárate una o dos tazas de este tranquilizante y relajante té. Piensa que sólo cinco minutos te separan de la felicidad y la serenidad. Consigue hierbas deshidratadas para preparar la receta.

- 2 tazas de agua hirviendo
- ½ cucharada cafetera de hojas de toronjil
- ½ cucharada cafetera de flores de manzanilla
- ½ cucharada cafetera de flores de lavanda
- ½ cucharada cafetera de hojas o flores de pasiflora
- ½ cucharada cafetera de hojas de menta o hierbabuena

Retira del fuego el recipiente con el agua hirviendo, agrega las hierbas, cúbrela, deja reposar de 5 a 10 minutos y cuela. Si es de tu agrado, agrega miel o limón al gusto. Bébelo poco a poco y ¡disfrútalo! Este té también es delicioso si se toma helado como bebida refrescante.

2
Un baño facial de vapor

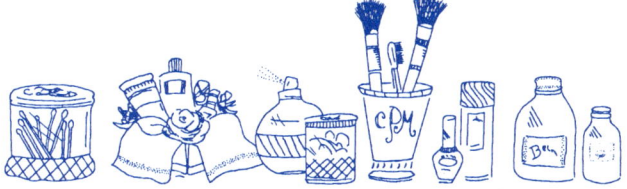

La limpieza facial con vapor y hierbas hidrata tu piel y permite que tus poros transpiren y respiren. Como el vapor penetra en la piel, la infusión de hierbas suaviza la superficie de ésta, actuando como astringente. Además ayuda a curar lesiones y a ablandar cualquier obstrucción en los poros ocasionada por el polvo facial o maquillaje .

Las personas que tienen piel normal, seca o grasosa pueden hacerse vaporizaciones de hierbas con regularidad. Sin embargo, deben abstenerse quienes tienen la piel sensible, vasos capilares dilatados o su piel está quemada por los rayos solares. Limpia siempre tu piel antes de hacerte una vaporización.

Vapor para dilatar los poros

El vapor facial se obtiene con cuatro tasas de agua destilada hervida (agrega vinagre si la receta lo indica). Retira el recipiente del fuego, añade las hierbas, cubre y deja reposar alrededor de cinco minutos. Coloca la el recipiente en una lugar seguro y estable donde puedas sentarte con comodidad durante 10 minutos. Usa una toalla de baño para hacer un espacio cerrado entre tu cabeza, tus hombros y la olla con las hierbas y acerca tu cara al recipiente a una distancia de 25 ó 30 centímetros para evitar quemaduras en tu piel. Cierra los ojos, respira profundamente y relájate.

Todas las hierbas que usarás en las siguientes mezclas deben estar deshidratadas. Si utilizas hierbas frescas, duplica la cantidad.

Para piel normal o grasosa: una cucharada cafetera de milenrama, una de salvia, una de romero y una de menta.

Para piel normal o seca: una cucharada cafetera de flores de azahar, dos de hojas de consuelda y una de flores de saúco.

Para todo tipo de piel: una cucharada cafetera de caléndula, una de manzanilla, una de hojas de frambueso, una de menta y una de hojas de fresa.

Caza arrugas: una cucharada sopera de semillas de hinojo trituradas y dos gotas de aceite esencial de rosa o geranio de rosa. Agrega aceite esencial en el agua poco antes de que tu cara reciba el vapor.

3
Aromaterapia para relajarse y recuperar la energía

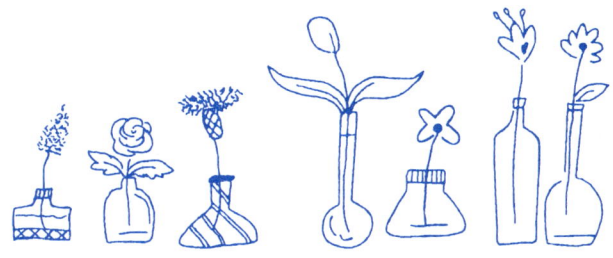

La palabra *aroma*, significa "olor placentero o agradable proveniente de especias, plantas o flores", y combinada con la palabra *terapia* o "tratamiento para el remedio de una enfermedad u otro trastorno físico o mental", nos da la definición precisa de la palabra *aromaterapia*: una modalidad curativa que involucra el uso de esencias aromáticas o aceites esenciales de plantas.

La incorporación de aceites esenciales en tu vida es una manera grata de mejorar tu bienestar físico, emocional y espiritual. La aromaterapia puede embellecer tu cutis, reducir el estrés, estimular la creatividad, ayudarte a conciliar el sueño, vigorizarte, así como ayudar en la curación de quemaduras severas y reducir la formación de cicatrices.

Logra el equilibrio

Una de las formas más fáciles y placenteras de experimentar los beneficios de la aromaterapia es combinarla con el baño. Al final del día, llena de agua la tina de tu baño y agrega de tres a seis gotas de tu aceite esencial suave favorito, como lavanda, manzanilla romana o alemana, o salvia de amaro y mezcla. Sumérgete en el agua y respira profundamente. Relájate.

Añádele potencia a tu té de menta. Mejóralo al agregar una o dos gotas de aceite esencial de menta y no dejes de aspirar el vapor vigorizante que despide. La mejor hora para tomar este té es a media mañana. También sirve para aliviar la pesadez mental o la indigestión y además da a tu aliento la frescura de la menta.

Para calmar el dolor que producen los calambres musculares, hay tendones adoloridos, artritis, o simplemente hiciste un esfuerzo excesivo, el perfume limpio y fresco del aceite esencial de eucalipto citriadora es un buen ingrediente para preparar un aceite de masaje. Agrega de 10 a 15 gotas de aceite esencial a ½ taza de aceite de almendra, avellana, semilla de vid o de soya, mezcla bien y masajéate hasta eliminar las molestias. Si es posible, consigue la ayuda de una amiga o amigo y promete que devolverás el favor.

Aceite con aroma de armonía

Esta fórmula puede ajustarse a necesidades físicas y emocionales específicas. Es posible que quieras preparar las tres versiones que te voy a dar, de manera que tengas a la mano la apropiada cuando la necesites. Recuerda que estas fórmulas se crearon para ser inhaladas y no deben aplicarse directamente a la piel porque pueden causar irritación.

1 cucharada sopera de aceite puro no refinado, de almendra, jojoba o avellana
1 de las siguientes mezclas:

Mezcla tranquilizadora contra el estrés excesivo, inquietud o problemas de sueño, o si el clima es frío y seco. Se añade ½ cucharada cafetera de cada uno de los siguientes aceites esenciales: lavanda, neroli, salvia de amaro y hierbabuena.

Mezcla refrescante para momentos de irritabilidad, impaciencia o caos, o si el clima es caluroso e incómodo y tu piel está muy sensible y con picazón. Se agrega ½ cucharada cafetera de cada uno de los siguientes aceites esenciales: lavanda, jazmín, manzanilla romana y hierbabuena.

Mezcla estimulante para cuando te sientes torpe o en estado de letargo, con la necesidad aumentar tu energía y quizá un poco congestionada; o si el clima es nublado, fresco y húmedo. Agrega ½ cucharada cafetera de cada uno de los siguientes aceites esenciales: canela, naranja, jengibre y ciprés.

Combina el aceite base con la mezcla de tu elección en una frasco o botella de vidrio de color oscuro. Calcula su capacidad para dos onzas y ciérrala bien. Este preparado requiere de siete días para concentrarse y fortalecerse pero deberás agitarlo con fuerza dos veces al día. Una vez concluida la semana, pon unas cuantas gotas sobre un pañuelo o gasa y aspira el agradable aroma de las hierbas. También puedes inhalarlo de la botella.

4
Refréscate

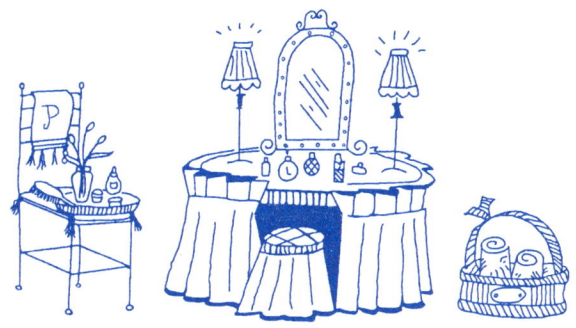

Durante el verano, nada es más refrescante ni vigorizante para la piel que una rociada bien fría de un tonificante recién elaborado que contenga una fragancia natural. Igual que la brisa del verano nutre tu piel reseca y reaviva tus sentidos, estos tonificantes pueden adaptarse a tu tipo de piel con la fragancia de tu preferencia.

Dale de "beber" a tu piel

Los tonificantes naturales han sido utilizados durante siglos para refrescar, consentir y aromatizar suavemente la piel y el ambiente. Las siguientes recetas pueden aplicarse con un atomizador o con trozos de algodón. Úsalos en cualquier momento del día o inmediatamente después de tu limpieza facial para retirar los restos del limpiador y preparar tu piel para la humectación.

Guarda los tónicos en el refrigerador y deséchalos después de una semana, a menos que las indicaciones específicas sean otras.

Para piel normal o grasosa, prepara una taza de menta concentrada o té de toronjil. Enfría y usa esta infusión para retirar el exceso de grasa o brillo de tu piel.

Para piel con picazón o salpullido, vierte una cucharada cafetera de semillas de hinojo trituradas en una taza de agua hirviendo. Deja reposar durante 10 minutos. Cuela y enfría.

Para todo tipo de piel, prepara una taza de té de manzanilla concentrada, déjala enfriar y utilízala para suavizar y humectar. Esta fórmula es muy buena durante el invierno, cuando la piel se deshidrata y se agrieta con facilidad.

Para piel normal y seca, agrega una cucharada sopera de glicerina vegetal a media taza de agua de rosas. La glicerina actúa como humectante y atrae hacia tu piel el vapor del agua que está en el ambiente. Esto produce un estupendo humectante para el verano, ligero y floral, fácil de guardar en el refrigerador hasta por seis meses. Agita antes de cada aplicación.

5
Pule tu cuerpo

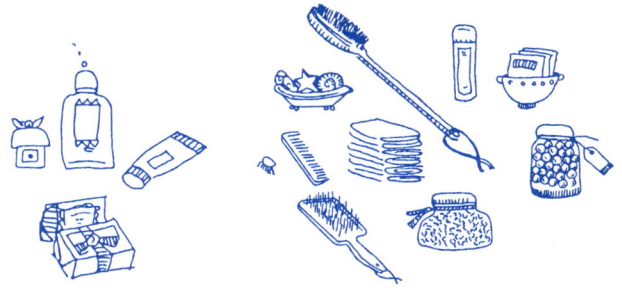

Para retirar las células secas y muertas de la superficie de la piel conviene usar un purificador cosmético para todo tipo de piel, salvo en casos de acné, de venas muy delgadas o cuando la piel es muy sensible. En estas condiciones un purificador puede producir irritación. Estas recetas dejarán tu piel más suave, más lisa, más pura, y en la condición idónea para absorber un humectante.

Purificadores naturales y fórmulas de sal para frotar

Para piel seca o sensible, mezcla en un tazón pequeño una cucharada sopera de leche entera en polvo, una cucharada rasa de avena molida y agua suficiente para formar una pasta untable. Deja que se condense durante un minuto y aplica con masajes en la cara y la garganta, evitando el contacto con los ojos. Enjuaga con agua. Esta fórmula puede usarse a diario en lugar del jabón para limpiar la cara y el cuerpo con suavidad. La piel no se seca ni se irrita.

Para los hombres o quienes tienen la piel dura y grasosa, revuelve en un tazón pequeño una cucharada cafetera de avena, una cucharada cafetera de harina de almendra finamente molida, una cucharada cafetera de sal refinada y media cucharada cafetera de menta en polvo o de hojas de romero, con la cantidad suficiente de tu astringente herbario favorito. Mezcla todo muy bien hasta lograr una pasta untable. Deja que se condense durante un minuto y aplícala en tu cara y garganta evitando el contacto con los ojos. Enjuaga con agua. Esta combinación es de gran utilidad en el pecho, la espalda o los hombros si se dan brotes menores de granos.

Para todo tipo de piel, mezcla en un tazón pequeño un cuarto de taza de sal fina (o azúcar blanca) con un cuarto de taza de aceite de coco o de oliva tibio. Revuelve bien y con las manos o con un guante, aplícalo y masajea tu cuerpo, presionando suave pero firmemente. Continúa el masaje hasta que aparezca un tono rosado. Enjuaga con agua tibia y seca con una toalla. Esta combinación beneficia a quienes sufren de piel muy seca porque retira de manera efectiva la capa superior de células muertas de la piel, lo que permite una absorción apropiada del humectante. Nota: Este purificador no debe usarse en la cara o inmediatamente después de afeitar cualquier área del cuerpo ya que podría producir picazón e irritación.

Para todo tipo de piel y en especial para la piel deshidratada, mezcla en un pequeño tazón una cucharada sopera de harina de semilla de girasol molida finamente con una cucharada sopera de pulpa de manzana hervida. Extiende la mezcla en tu cara y cuello con masaje y déjala actuar durante 10 minutos para que el aceite de las semillas de girasol se libere y lo absorba tu piel sedienta. Enjuaga con agua tibia y seca dándote palmaditas con las manos.

¿Cómo moler los ingredientes?

Para moler la avena, las semillas de girasol, las almendras, las hierbas deshidratadas e ingredientes similares, yo utilizo un moledor normal para café que me acomoda mucho y que he destinado sólo para hacer cosméticos. Sin embargo, una licuadora o un procesador de alimentos pueden funcionar muy bien. Con ambos métodos se logra una consistencia fina y en forma de polvo.

6
Que tus pasos sean ligeros

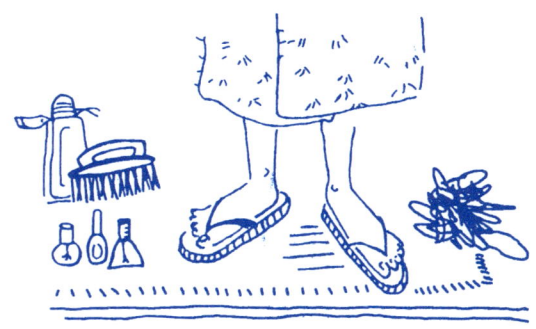

¡Me matan los pies! ¿Algunas vez has dicho esto al final del día? Puede ser que estés abusando de tus pies sobre todo si trabajas en la construcción, haces mucho deporte, eres secretaria, ama de casa o modelo. La mayoría de las personas usan zapatos inadecuados por lo que padecen de calambres o tensión en los arcos, dolor en los talones, tienen los dedos lastimados, juanetes, callos y calambres en los dedos.

Si quieres que tus pies te proporcionen largos años de servicio trátalos con el mayor cuidado. La higiene diaria y unos cuantos ejercicios para los pies son parte del logro de esta meta. No obstante 10 ó 15 minutos de ejercicio diario no servirán de nada si sigues usando zapatos inadecuados que impidan el movimiento de tus pies y los mantengan en una mala posición.

Ejercita los pies

Los siguientes ejercicios para los pies, tobillos y dedos pueden realizarse en cualquier momento que sientas la necesidad de distenderlos para liberar la tensión. Si no puedes quitarte los zapatos durante el día, haz los ejercicios cuando llegues a casa después de trabajar o de terminar tus deberes. Ponte ropa cómoda y deshazte de esos zapatos tan incómodos. Relájate y serénate. Una taza de un té de hierbas tranquilizante mientras haces los ejercicios te caerá especialmente bien, ¡caliente o frío!

Masaje con rodillos. Los rodillos de madera para masaje existen desde hace varios años y vienen en diferentes formas y tamaños. Hay desde una pieza hasta juegos de dos o tres, con agarraderas o para colocarse en el piso. Mis preferidos son los que tienen un relieve que va de un extremo al otro porque son estimulantes y relajantes para los pies. Si no consigues un rodillo de este tipo, puedes usar uno de madera, de los que se emplean en la cocina, sólo colócalo en el suelo y pon tu pie sobre él de manera que te sientas cómodo. Desliza la planta del pie de atrás hacia delante y repite la acción enfatizando en la parte del arco. Practica durante 5 ó 10 minutos con cada pie. Este ejercicio alivia la fatiga y los calambres, en especial en los arcos.

Masaje con pelota de golf. La doctora Carol Frey, directora del Centro Ortopédico de Pies y Tobillos de Manhattan Beach, en California recomienda hacer el siguiente ejercicio: "Rueda una pelota de golf debajo de tu pie durante dos minutos". Este parece ser un excelente masaje para la parte inferior del pie y se lo prescribe a personas que padecen dolores de tobillos, tensión en el arco y calambres de los pies.

Estira y flexiona: Es un estupendo ejercicio para distender y fortalecer los músculos de las rodillas hacia abajo. Siéntate en el suelo con las piernas extendidas hacia delante y con las palmas de las manos apoyadas en sentido lateral. Estira tus dedos tan fuerte como puedas y manténlos así durante 5 segundos. Enseguida flexiona tus pies hacia arriba tan fuerte como puedas y manténlos así otros 5 segundos. Repite esta acción 10 veces. Si te dan calambres, reduce las repeticiones y ve graduando hasta alcanzar 10.

Distensión del dedo gordo del pie con ligas elásticas. Este ejercicio te ayudará si tienes juanetes o calambres en los dedos por utilizar zapatos que no se ajustan correctamente al pie. También lo recomienda la doctora Carol Frey. Siéntate en el piso con las piernas extendidas hacia delante y las palmas de las manos apoyadas en el piso junto o detrás de ti; o siéntate en una silla con los pies juntos sobre el piso. Coloca una liga elástica gruesa, no muy rígida, alrededor de cada uno de los dedos gordos de tus pies e intenta separarlos. Mantén la tensión de la liga de 5 a 10 segundos y luego regresa a la posición original. Repite esta acción de 10 a 20 veces. Si hay dolor o tienes artritis o juanetes en etapas avanzadas, llega hasta donde puedas y practica de poco en poco según vaya aumentando la fuerza de tus dedos.

7
Nutre tu cabello

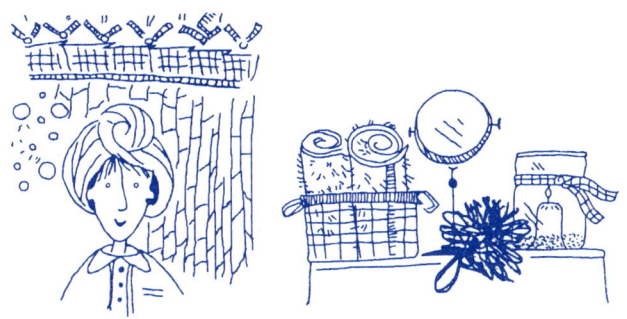

Un cabello saludable, brilloso y abundante es el reflejo de una alimentación apropiada y de un estilo de vida sano. Aunque uses shampoos, acondicionadores y fijadores naturales de la más alta calidad, tu cabello no estará en buenas condiciones si tu dieta no incluye los nutrientes necesarios. Si tu cabello no tiene brillo es posible que tengas que modificar tu dieta.

¿Cómo tener un cabello sano?

Debes comer más proteína si tu cabello es débil, le falta vida o si crece con lentitud. El huevo, la carne magra, el pescado, los frijoles, las semillas, los granos enteros y los productos lácteos bajos en grasa y la soya son buenas fuentes de proteína.

Toma vitamina A, B y C. Estas vitaminas son vitales para la salud de tu cabello y cuero cabelludo. El aceite de hígado de bacalao, los vegetales y las frutas rojas, amarillas y anaranjadas, la espirulina, yema de huevo y los vegetales de hoja verde oscuro son buenas fuentes de vitamina A. Las frutas cítricas, los vegetales de hoja verde oscuro, el escaramujo, el tomate, la piña, la manzana, el caqui, la cereza, el pimiento dulce y la papaya contienen la vitamina C. La carne de res magra, las aves, la yema de huevo, el hígado, la leche, la levadura de cerveza, los granos enteros, la alfalfa, la nuez, las semillas, los productos de soya, los vegetales de hoja verde oscuro, la espirulina, el germen de trigo, el chícharo y los frijoles nos proporcionan la vitamina B.

Reduce el consumo de cafeína, alcohol, azúcar y harina refinadas, así como de comida chatarra. Estos alimentos, aunque son bajos en calorías, agotan los suministros de vitamina B y C.

No dejes de incluir yodo, azufre, zinc y sílice en tu dieta porque estos cuatro minerales son esenciales para la salud del cabello. El pescado, la espirulina, las semillas de girasol, la sal yodatada y la sal de mar son excelentes fuentes de yodo. El nabo, el rábano, el rábano picante, la alubia, la cebolla, el ajo, el repollo, el apio, la col, los berros, el pescado, la carne magra, el huevo y el espárrago contienen azufre. La espirulina, la hierba de cebada, la alfalfa, el alga marina, el germen de trigo, las semillas de calabaza, los granos enteros, la levadura de cerveza, la leche, el huevo, las ostras, la nuez y los frijoles son fuentes de zinc. De la cola de caballo, la espirulina, la ortiga, la alfalfa, la col, la semilla de lino, la paja de avena, la cebada, el trigo, la manzana, la raíz de bardana, la remolacha, la cebolla, la almendra, las semillas de girasol y la uva obtenemos el sílice.

El té de hierbas, favorito de Rapunzel

No te garantizo que con este té tu cabello crezca tan largo y abundante como el de Rapunzel pero es una bebida rica en minerales y una forma deliciosa de nutrir el cabello desde la raíz. Esta receta utiliza hierbas deshidratadas y rinde para dos tazas de té.

- ½ cucharada cafetera de cola de caballo
- ½ cucharada cafetera de hojas de frambueso
- ½ cucharada cafetera de ortiga
- ½ cucharada cafetera de paja de avena
- 1 cucharada cafetera de menta
- 2 tazas de agua hirviendo

Miel o limón al gusto (opcional)

Agrega las hierbas al agua hirviendo y retira del fuego. Cubre y deja reposar durante 5 ó 10 minutos. Cuela. Puedes agregar miel o limón al gusto. Tómalo despacio y disfrútalo.

Los 10 alimentos indispensables para la salud

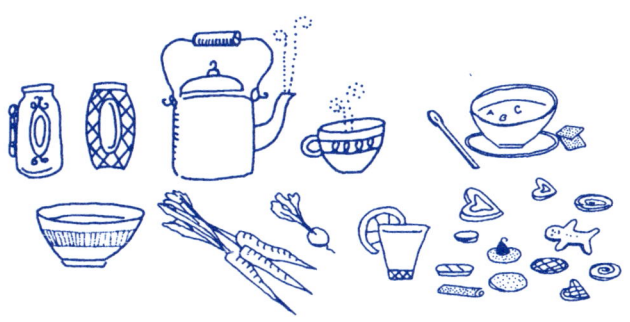

Si en verdad quieres consentir a tu mente y a tu cuerpo, entonces no dejes de consumir los 10 alimentos más nutritivos y tonificantes que prescribe el doctor. Estos alimentos te ayudarán a estabilizar tu estado de ánimo, recuperar energía, aumentar el vigor, nutrir tu cabello, piel y uñas, y mejorar tu sistema inmunológico. Además, son riquísimos.

Comer te da vitalidad

Los frijoles están considerados como el alimento mágico. Cuanto más comas de esta leguminosa tu estado de ánimo mejorará. Los **frijoles** contienen mucha vitamina B y es sabido que suben el ánimo. También son ricos en carbohidratos, magnesio, hierro, zinc y fibra. Se recomienda consumir una taza diaria.

De la familia de los crucíferos, el **brócoli** es una maravillosa fuente de energía nutricional. Tan sólo media taza de brócoli tres o cuatro veces por semana, proporciona la mayor parte de tu requerimiento diario de vitamina C, así como una buena cantidad de vitamina A, de complejo B y de muchos minerales, especialmente calcio y magnesio. Además es rico en fibra.

Una jugosa y dulce **naranja** contiene grandes cantidades de vitamina C, excelente para la piel y el frío; fibra soluble e insoluble, bioflavonoides y potasio. Se recomienda consumir, por lo menos, una diaria.

La **manzana** es sabrosa, fácil de transportar y efectiva contra la sed. Es rica en fibra soluble e insoluble, potasio y microminerales. ¡Una manzana diaria no te hará daño!

Los **plátanos** maduros son ricos en azúcar natural. Basta un solo plátano para obtener energía en forma rápida y de manera saludable. Contienen una buena cantidad de vitaminas del complejo B, vitamina C y fibras solubles e insolubles, y además, tienen potasio y magnesio. Come varios plátanos a la semana, elevan considerablemente la energía.

El **agua** es vital, puede ayudar a saciar tu apetito por un buen rato, hidrata la piel, hace que tus órganos funcionen bien y elimina las toxinas de tu cuerpo. Es bueno tomar de ocho a 12 vasos de agua todos los días, según tu nivel de actividad.

¿Quieres conocer los efectos de la **semillas del ajonjolí**? Pues estas semillas son pequeños depósitos de calcio y magnesio fáciles de absorber. Son ricas también en fibra y microminerales. Busca en las tiendas naturistas semillas de ajonjolí crudas y sin procesar o bien, frascos de pasta de ajonjolí. Dos cucharadas soperas diarias de estas semillas o de la pasta contribuyen de manera importante a tu requerimiento minerálico.

¿Te gustaría un alimento bajo en grasas y calorías que proporcione a tu organismo un impacto nutricional importante? Entonces come **mariscos**. El camarón, la almeja, el cangrejo, la langosta, el caracol, el langostino, la ostra y la caracola son ricos en nutrientes como proteínas, vitaminas del complejo B, hierro, yodo, zinc y cobre. Se recomienda comer 2 porciones a la semana.

Puedes mantener alejadas a las bacterias y prevenir enfermedades si tomas uno o dos dientes de **ajo** fresco todos los días. Este potente antioxidante puede nivelar el colesterol, evitar las infecciones, aliviar la garganta irritada, proteger a tu corazón y matar los hongos del pie de atleta. Una onza de ajo fresco contiene una buena cantidad de vitamina C, tiamina (vitamina B1), potasio, azufre y hierro.

Además de que el **salmón** tiene un exquisito sabor, es una buena fuente de grasas omega-3, las cuales se ha comprobado evitan los problemas cardíacos. También reducen los síntomas de la artritis y las molestias de la etapa previa a la menstruación. Se recomienda consumir una o más porciones de salmón a la semana.

5 rituales diarios para lucir una piel radiante

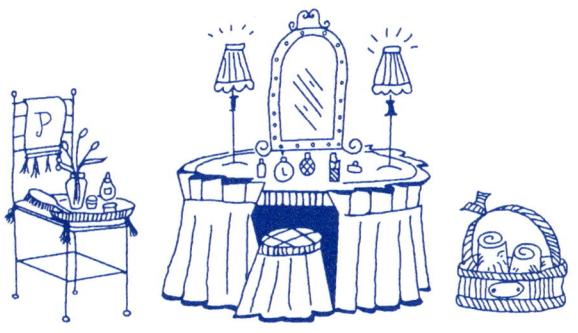

El cuidado de la piel no tiene porqué convertirse en una tarea complicada. Al contrario, debe ser un acto natural, sencillo y fundamental en la vida diaria. Y si algunos de estos rituales para el cuidado real de la piel no tienen costo alguno, pues... ¡mucho mejor!

Tratamientos comprobados

Rutina de limpieza. ¡Requisito indispensable para la belleza! Limpia tu piel dos veces al día (sólo una si tu piel es seca) con un limpiador ligero, natural, no necesariamente costoso, pero si el indicado para tu tipo de piel. Agrégale un par de gotas de aceite esencial de rosa, naranja o hierbabuena para optimizar su efecto y su calidad aromática. No te vallas a la cama sin haberte limpiado la piel porque tu cuerpo elimina toxinas mientras duermes y si los poros faciales están bloqueados con maquillaje o polvo, es posible que te salgan barros o espinillas. Si sudas mucho en tu trabajo o haces demasiado ejercicio, procura, antes de salir, lavarte bien y darte masaje en el cuerpo con una tela gruesa para retirar la sal y la capa de células muertas. Es necesario que tu piel respire mientras duermes.

Ejercicio. Cuada hagas ejercicio trata de hacerlo al aire libre para que las células de tu cuerpo se oxigenen con el aire fresco y se facilite la expulsión de toxinas a través de tu piel. Caminar, andar en bicicleta, patinar y levantar pesas mejoran la condición cardiovascular y la resistencia muscular, lo que se traduce en una mayor energía y en un cutis rosado. Si vives en la ciudad, localiza un área verde (un parque o un jardín) para hacer ejercicio, pero si tu única opción son las calles citadinas con su gran contaminación, un gimnasio puede ser una buena alternativa.

La importancia del sueño. No tiene caso lo que hagas por tu piel si no duermes bien, ya que de todas maneras ésta lucirá amarillenta, opaca, cansada y débil. Con los ojos hinchados por falta de sueño, parecerás un príncipe o una princesa convertido en rana, y desde luego, tu nivel de energía será menor al deseable. Duerme, es el mejor consejo para mantener la piel sana.

Rayos de sol. Es esencial para la salud de huesos y piel exponerse al sol de 10 a 15 minutos, varias veces a la semana pero sin protección alguna. Esto ayuda a tu cuerpo a absorber calcio, debido a que la piel puede transformar los rayos solares en vitamina D. La exposición al sol combate el eccema, la psoriasis y el acné, y da energía al cuerpo. Además, el calor que proporcionan los rayos solares te hace sentir bien. Si el dermatólogo te prohíbe tomar el sol, hay otras fuentes de vitamina D, como la yema de huevo, el aceite de hígado de pescado, la leche de soya o vaca con suplementos de vitamina D, el salmón, la sardina y el arenque.

Agua. Por lógica, todo lo que entra debe salir y el agua ayuda a remover todo lo que encuentra en el camino. Cuando los tóxicos no se desechan oportunamente a través de los órganos internos de eliminación (riñones, hígado, pulmones e intestino grueso), terminan por encontrar una salida alterna, o sea la piel, a veces denominada el «tercer riñón». Los granos y el salpullido que en ocasiones aparecen en tu piel se deben a que tu cuerpo trata de expulsar los deshechos a través de ella. Toma de ocho a 12 vasos de agua pura al día que combinados con una dieta rica en fibra, ayudan a limpiar tu cuerpo de toxinas y a mantener el adecuado funcionamiento del colon. El agua también mantiene tu piel hidratada y humectada, así que no dejes de consumirla.

10

Desestrésate y relájate

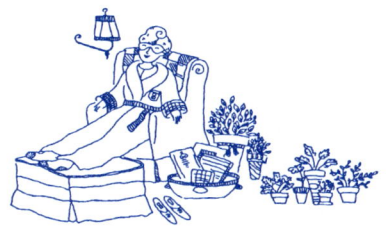

Vivimos un mundo muy agitado. Hombres y mujeres sin importar su actividad siempre tienen un sin fin de ocupaciones. He hablado con muchos padres de familia que se dedican al hogar, hombres y mujeres de profesión, padres de edad avanzada y estudiantes, y les he preguntado cuál es su método preferido para relajarse y desestresarse después de un largo día de trabajo. Prueba alguna de estas formas para serenarte.

Libérate de la carga

"Cuando estoy estresado prefiero caminar. Doy un largo paseo porque eso me ayuda a relajarme".

"Si estoy estresado en el trabajo, trato de respirar profundamente y expulsar el aire despacio".

"Me parece que es muy tranquilizante tomar un baño prolongado con aceites o burbujas".

"Para relajarme hago ejercicios de estiramiento más o menos 15 minutos, con los ojos cerrados y un fondo musical tranquilo".

"Mi mejor manera de desestresarme suele tener un fin creativo. Me dedico a hacer edredones o a la jardinería. Los productos finales son deleites duraderos que aprecio".

"Cada mes me doy un masaje facial".

"Me gusta cocinar porque relaja mi mente y mi cuerpo. ¡Comer lo que preparo también es sensacional!"

"Tomar una copa de vino, poco a poco, mientras leo un buen libro, me hace olvidar todas las preocupaciones del día".

"Una plática sincera y abierta, una cena romántica a la luz de las velas y un paseo por la playa al atardecer en compañía de mi esposo es mi idea personal del paraíso".

"Después de un día de trabajo, me gusta estar un rato en mi jardín, sentir la tierra y arrancar la maleza".

11
Es hora de tomar el té

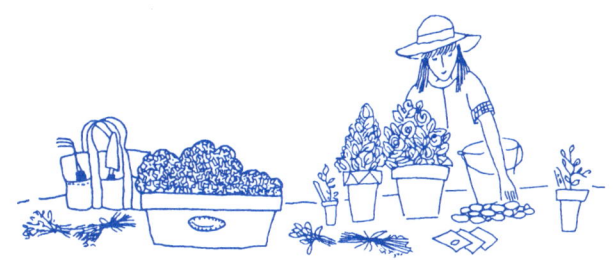

No hay nada más relajante y refrescante que una buena taza de té de hierbas. Las hierbas para el té se pueden cultivar en macetas o en jardineras, lo único que hace falta es una buena tierra, un lugar soleado, agua, abono o fertilizante y un poco de cuidado. Las semillas para hacer un jardín de hierbas están disponibles en la mayoría de los centros de jardinería o se pueden pedir por catálogo. Para sembrarlas, cuidarlas y cosecharlas como es debido, sigue las instrucciones que vienen en el paquete.

Para beber con placer

Puedes cultivar fácilmente una o todas las siguientes mezclas para hacer el té de hierbas. Sigue las instrucciones para prepararte una sabrosa taza de té, utilizando hierbas frescas. *Nota:* Por favor, asegúrate de elegir sólo hierbas cultivadas de manera orgánica para fines culinarios. No creo que quieras ingerir pesticidas.

Mezcla para los amantes del limón: dos cucharadas cafeteras de hojas de toronjil, dos de hojas de hierba luisa, dos de hojas de limón y jugo de limón al gusto.

Loco por la menta: dos cucharadas cafeteras de hojas de hierbabuena, dos de hojas de menta verde y dos de hojas de menta de limón.

Deleite de regaliz: dos cucharadas cafeteras de semillas de hinojo, dos de hisopo de anís y dos de hojas de albahaca de canela.

Liberador de tensión: dos cucharadas cafeteras de flores de manzanilla, dos de hojas de albahaca de limón y dos de hojas de frambueso.

Frescura frutal: dos cucharadas cafeteras de hojas de menta de piña, dos de hojas de menta de naranja, dos de hojas de mastranzo y dos de hojas de menta de jengibre.

Una taza de tranquilidad: dos cucharadas cafeteras de hojas de hierba gatera, dos de flores y hojas de lavanda, dos de pétalos de rosa y dos de hojas de toronjil.

El té es en sí una riqueza, ya que no hay nada que pueda perderse, ni problema que no desaparezca, ni carga que no se aleje, entre el primer sorbo y el último.
Henry David Thoreau

La mejor taza de té

Para muchas personas es todo un arte preparar una buena taza de té. Estés de acuerdo o no, de pronto te surge el antojo y no deseas otra cosa que disfrutar una deliciosa y tranquilizadora taza de té. Si lo quieres helado duplica la cantidad de hierba que se indica en la receta y prepáralo de la misma manera. Enfría en el refrigerador y sirve sobre hielo.

Varias tazas de agua purificada y fría
2 cucharadas soperas de la mezcla de hierbas de tu elección

1.- Pon el agua a hervir en un recipiente y vierte dos tazas en una tetera de cerámica, porcelana o vidrio. Revuelve y espera unos cuantos minutos para que se caliente la tetera.

2.- Para cada taza de té, pon dos cucharadas soperas de hierba fresca en un filtro de té o en un colador. Vacía el agua caliente de la tetera y enseguida coloca ahí el filtro de té o el colador con la hierba. Vierte la cantidad necesaria de agua hirviendo, cubre y deja reposar de cinco a 10 minutos.

3.- Retira las hierbas, cuela si es necesario y sirve el té. Puedes agregarle jugo de naranja o de limón, miel, jarabe de sorgo, jarabe de maple, azúcar de dátil o crema.

12

Complace a las plantas de tus pies

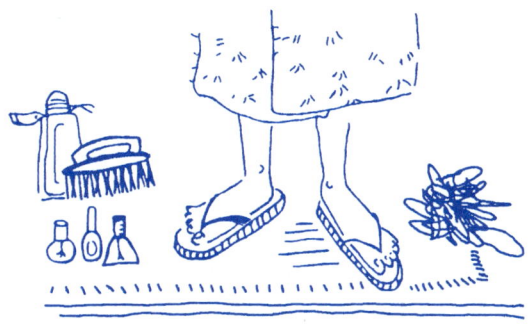

Si tus nervios están alterados, tu nivel de energía se encuentra decaído y tus pies han tenido mejores días, no esperes más para darles un masaje con aromaterapia Esto mejorará tu estado de ánimo, reducirá el estrés, dará vigor a tu caminar y suavizará tus pies. ¡Lo que es bueno para el cuerpo es bueno para los pies!

Técnicas para dar masaje a los pies

Te voy a presentar algunas de las técnicas para masaje de pies que utilizan los quiropedistas o pedicuristas con sus clientes durante el *pedicure*. Si no tienes una pareja dispuesta a darte el masaje, no temas, porque estas técnicas son tan fáciles que las puedes practicar tú mismo en tus propios pies. El masaje puede hacerse en pies secos o con un poco de grasa. Utiliza cualquier aceite vegetal y una o dos gotas de tu aceite esencial favorito.

Paso 1: Friccionar suavemente estimula la circulación y da calor al pie. Toma uno de los pies de tu pareja con tus manos y comienza a frotar la punta con tus dos pulgares procurando movimientos lentos y firmes. Empieza por la punta de los dedos y desliza tus manos hasta el tobillo. Sigue el mismo camino ahora hacia los dedos con una frotación más suave. Repite este paso de tres a cinco veces. Enseguida frota con firmeza la parte interna del pie con tus pulgares, desde la base de los dedos, por el arco y hasta el talón, y de regreso. Repite este paso de tres a cinco veces.

Paso 2: Las rotaciones de tobillo aflojan las articulaciones y relajan los pies. Apoya el talón en una mano, detrás del tobillo, para sostener bien el pie y la pierna. Toma la base del pie con la otra mano y gíralo con lentitud a la altura del tobillo. Repite de tres a cinco veces en cada dirección. Si los masajes se hacen en forma constante, la rigidez empezará a mejorar. Este ejercicio es bueno para quienes padecen de artritis.

Paso 3: Jalar y apretar los dedos de los pies puede ser increíblemente tranquilizante ya que éstos suelen ser muy sensibles. Con una mano, toma el pie por debajo del arco y con la otra, sostén hacia arriba el dedo

gordo utilizando tu pulgar y coloca tu índice en la parte de abajo. Comienza en la base del dedo y con lentitud y firmeza jálalo mientras deslizas tus dedos hacia la punta y de nuevo a la base. Repite la acción suavemente, aprieta y rueda el dedo entre tu pulgar y tu índice, hacia la punta y de nuevo a la base. Repite en los demás dedos.

Paso 4: Deslizar los dedos de la mano en los pies también es muy relajante. Con una mano, toma el pie por detrás del tobillo, de manera que lo puedas sostener por el talón. Mete el dedo índice de la otra mano entre los dedos, deslízalo de atrás hacia delante de tres a cinco veces.

Paso 5: Hacer presión en los arcos longitudinales y transversales de los pies ayuda a liberar las tensiones. Toma el pie como lo hiciste en el paso 4. Tal como tienes apoyada tu mano, empuja con fuerza mientras la deslizas a lo largo del arco, desde la base de los dedos hacia el talón y de regreso. Repite cinco veces. Esta parte del pie puede requerir un poco más de esfuerzo, así que no hagas mucha presión.

Paso 6: Friccionar con suavidad es una buena manera de empezar y terminar un masaje. Repite el paso 1, de la página anterior.

El camino hacia la salud incluye un baño aromático y un masaje con esencias todos los días.

Hipócrates

Date un lujoso baño con leche

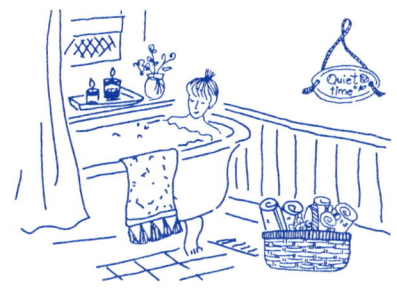

¿Por qué no utilizamos los beneficios de la leche para el cuidado de la piel y en lugar de beberla nos bañamos con ella? La leche tiene muchos componentes como proteínas y grasas, que son muy buenos para consentir y humectar la piel.

Leche para suavizar la piel y hacerla más tersa

Para aliviar la comezón en la piel por quemaduras de sol o la irritación por zumaque venenoso, agrega al agua de la tina, una taza de leche entera en polvo y una taza de bicarbonato de sodio. Sumérgete y permanece ahí durante 15 minutos.

Haz una bolsa para un baño con leche. Puedes utilizar una bolsa de muselina con cierre o confeccionarla con una tela doble de 80 centímetros cuadrados. Pon una taza de leche entera en polvo, media taza de bórax, un cuarto de taza de flores de lavanda molidas y un cuarto de taza de pétalos de rosa molidos. Amarra los extremos o únelos con una cinta elástica. Ponla en la tina mientras se llena de agua, sumérgete y frota tu piel con la bolsa para suavizarla y perfumarla.

Para combatir la piel extremadamente seca y sensible, o para bañar a un niño pequeño de piel delicada, introduce en una bolsa para baño, (ver el párrafo anterior), una taza de leche entera en polvo, un cuarto de taza de almendras crudas finamente molidas, nuez de pino, nuez de Castilla o nuez lisa, y un cuarto de taza de polvo de raíz de malvavisco. Sumérgela en la tina mientras se llena de agua, entra y frota tu piel con la bolsa.

Baño de leche con aromaterapia

Prueba esta versión del famoso ritual del baño de Cleopatra y comprueba si sientes tu piel más suave y lisa.

- 1 taza de leche entera en polvo de cabra o de vaca
- 1 cucharada sopera de semillas de albaricoque, de jojoba, aguacate, avellana o aceite de oliva virgen
- 8 gotas de aceite esencial de manzanilla alemana o romana, de lavanda, de romero, de hierbabuena o de rosa

Vierte la leche en polvo y el aceite directamente en el agua de la tina. Añade el aceite esencial antes de sumergirte en la tina y revuelve con tus manos para que se mezcle. Ahora, ¡relájate!

Limpia y acondiciona tu cutis

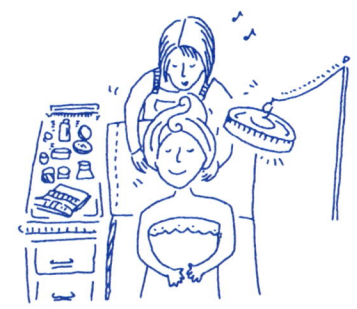

Las cremas limpiadoras más simples y naturales, las pastas frutales y las mezclas de granos, son efectivas para retirar el maquillaje, así como el polvo y mugre que se acumulan a diario en los poros de la piel. Además, son económicas. A diferencia del jabón, que suele resecar la superficie de la piel, estos productos son muy suaves y nutritivos, y hacen un trabajo completo de limpieza sin afectar la capa natural de aceites protectores que tiene tu piel.

Devuelve el resplandor a tu piel

Para una piel lisa y suave, lava tu cara todos los días con yoghurt simple o suero de leche orgánicos. Hazlo de la misma manera en que usas la crema, evitando tocar el área de los ojos. Estos productos son lo bastante suaves para todo tipo de piel y además, contienen ácido láctico natural que actúa como un exfoliante ligero para retirar los restos de las células muertas.

Para lucir una piel muy brillante, machaca en un pequeño tazón la tercera parte de un plátano muy, muy maduro. Usa la pulpa para lavar tu cara y garganta, evitando el área de los ojos. Si tu piel está seca o deshidratada, deja la pulpa durante cinco minutos, más o menos. Enjuaga y seca con las manos.

Para consentir a la piel madura, delgada y reseca, mezcla una cucharada sopera de crema espesa con una o dos gotas de aceite esencial de rosa o geranio de rosa. Utiliza esta mezcla como loción limpiadora dando un masaje intenso en la cara y garganta. Se puede usar en el área de los ojos para retirar el maquillaje y el rímel. Esta mezcla huele delicioso y si te cae una gota en la boca, ¡te sabrá como a malteada de rosa!

Limpiador para todo uso

Tenía 15 años de edad cuando inventé mi primera fórmula de elaboración casera y sigue siendo mi favorita 21 años después. Sirve para limpiar de manera natural el exceso de grasa, el maquillaje y el polvo sin resecar la piel. Esto hace que se adapte a todo tipo de piel, incluso a la sensible. Revisa el texto del capítulo 5 sobre los ingredientes que deben molerse.

- ½ taza de avena molida
- ⅓ de taza de semillas de girasol finamente molidas
- ¼ de taza de harina de almendra finamente molida
- 1 cucharada cafetera de hojas de menta o romero, de pétalos de rosa o de flores de lavanda en polvo

Una pizca de canela en polvo (opcional)
Agua natural y uno o dos por ciento de leche o crema espesa para humedecer

1.- En un tazón mediano, mezcla bien los ingredientes secos

2.- Para limpiar la cara y el cuello, a dos cucharadas cafeteras de la mezcla agrega suficiente agua (para piel grasosa), leche (para piel normal) o crema espesa (para piel seca), hasta lograr una pasta que se pueda untar. Aumenta la cantidad si la vas a utilizar en todo el cuerpo. Deja que se condense durante un minuto. Aplica con masaje y enjuaga.

3.- Puedes guardar el sobrante en una bolsa de plástico para sellar o en un recipiente de plástico, en un lugar fresco y seco, durante seis meses; o hasta un año si lo pones en el congelador.

Conserva el brillo de tus dientes

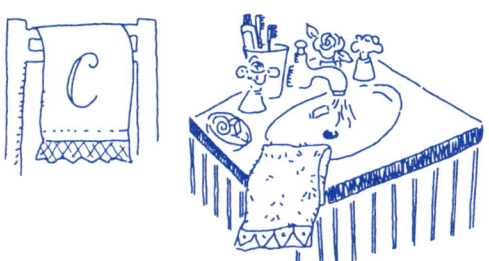

La mayoría de los dentífricos disponibles contienen fuertes abrasivos, sacarina, azúcar, detergentes y blanqueadores. Si combinamos el uso incorrecto de estos ingredientes con un cepillado de sólo dos veces al día, lo más probable es que el esmalte dental y el tejido de la encía sufran un mayor desgaste y hasta rasgaduras. Tú puedes elaborar en casa dentífricos naturales sencillos, efectivos y de buen sabor que dejarán tus dientes brillantes y tus encías sonrosadas.

Elimina el sarro de tus dientes

En un tazón pequeño, mezcla una cucharada cafetera de bicarbonato de sodio con una gota de aceite esencial de naranja, lima, hierbabuena o canela para combatir la acumulación del sarro y eliminar el mal aliento. Moja tu cepillo de dientes húmedo con esta solución y cepilla tus dientes en la forma habitual.

¡**P**rueba con fresas para una sonrisa más brillante! Machaca una fresa muy madura, mete tu cepillo de dientes en el líquido y cepíllate en la forma habitual. Las fresas tienen un ligero efecto blanqueador. Enjuaga bien después del cepillado.

¿**S**aliste de fin de semana y olvidaste tu cepillo de dientes? Corta una ramita de ocho ó 10 centímetros, de un árbol de liquidámbar o de un cerezo florido y mastica una punta hasta que se desgaste y se ponga suave. Ahora frota con suavidad dientes y encías. Incluso, puedes meter la ramita en agua con bicarbonato de sodio, si así lo deseas.

Pasta de dientes de hierbas

¡Una alternativa para sustituir las pastas de dientes comerciales! Esta receta rinde para 10 aplicaciones.

- 4 cucharadas cafeteras de bicarbonato de sodio
- 1 cucharada cafetera de sal fina
- 1 cucharada cafetera de mirra en polvo
- 1 cucharada cafetera de arcilla cosmética blanca
- 2 cucharadas soperas de glicerina vegetal
- 10 gotas de aceite esencial de naranja, árbol de té, romero, anís, limón, hierbabuena o menta

En un tazón pequeño, mezcla muy bien todos los ingredientes hasta formar una pasta untable. Almacena en un tarro chico. Mete tu cepillo de dientes seco en la mezcla y cepilla en la forma habitual.

Date tiempo para hacer ejercicio

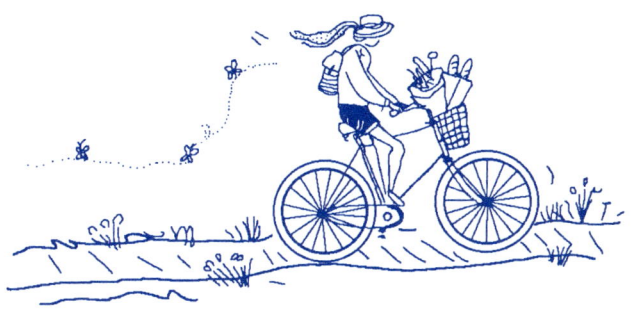

¿Cuál de tus actividades relegas cuando tienes demasiadas cosas qué hacer? La mayoría de las personas prescinden del ejercicio. Sin embargo, no debes perder de vista que éste te ayuda a manejar con efectividad las exigencias físicas y psicológicas de una vida agitada. ¿Qué te parecería contar con más tiempo o programar mejor tu tiempo para mantenerte saludable, contento y en forma?

El ejercicio es esencial

Divide tu rutina de ejercicio en segmentos de 10 minutos y trata de acomodar de tres a seis segmentos en tu día. Los beneficios son casi los mismos que si hicieras una sola rutina.

Encuentra una mejor manera de llegar a tu trabajo. Si es posible camina y si vives en una ciudad pequeña, usa la bicicleta. Si esto no es factible, estaciónate a uno o dos kilómetros (o más si puedes), de tu oficina y camina. Si tomas el metro o el autobús, bájate en la parada anterior a la que te corresponde. ¡Tus piernas pronto serán reflejo de este trabajo extra!

Encuentra formas creativas para acoplar el tiempo de la familia con el ejercicio. Si tienes hijos, no te conviertas en espectador cuando los lleves al parque o a lugares de recreo. Levántate y disfruta de los juegos; juega con ellos al fútbol y corre. Consigue un carrito para niños y dale a tu hijo un paseo divertido. Haz ciclismo, caminata, natación o tan sólo camina con tu familia por las calles de tu colonia. Todos estarán más sanos.

Prográmate para hacer ejercicio. Dale prioridad a esta actividad y respeta tus horarios como lo harías con una cita con el doctor o dentista.

Haz ejercicio temprano por la mañana. Me he dado cuenta que cuando hago mi ejercicio a primera hora de la mañana, me olvido de él y no tengo que acomodarlo al final del día, cuando ya estoy cansada y tentada a saltármelo por completo.

Combina el trabajo con el ejercicio. Suena raro ¿no? Me encanta patinar y mientras recorro las calles de mi colonia en patines, llevo una pequeña grabadora y hago notas. Al principio mis vecinos pensaban que no era normal pero ya se acostumbraron a verme. Tú también puedes hacer esto mientras caminas.

Prepara la cena mientras haces ejercicio. Si prefieres hacer la cena en una sola olla o un platillo en varias cacerolas, mete en el horno de una en una, y haz tu rutina de ejercicio mientras se cocinan. Las ollas de barro son una bendición para las personas ocupadas porque se toman bastante tiempo para el proceso de cocción, de manera que se pueden hacer otras cosas mientras la cena está lista. Por si fuera poco, hacer ejercicio antes de comer puede reducir el apetito, así como intensificar el metabolismo.

Haz que el ejercicio sea algo importante. Recuerda, no hay mejor manera de consentirte que cuidarte la salud.

La salud es algo que hacemos por nosotros mismos, no algo que alguien hace por nosotros; es un viaje, más que un destino; una forma de vida dinámica, holística y con propósito.
Dr. Elliot Dacher

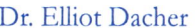

17

Bocadillos energéticos

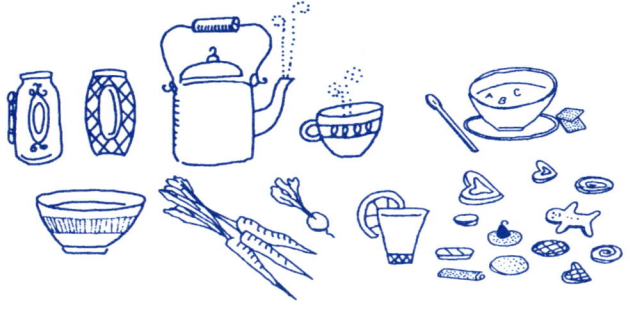

¿Se te antoja un refrigero? ¿Necesitas una comida rápida que satisfaga tus ansias y no te llene de calorías inútiles y además de grasas? Bueno, no busques más. Aquí tenemos unos de mis bocadillos favoritos, deliciosos, libres de culpa y rápidos de preparar.

¿Necesitas un empujón?

Como refrigerio superrefrescante para el verano, nada es mejor que las uvas sin semillas, dulces y congeladas. Son ricas, crujientes y están llenas de vitaminas y minerales.

Defiéndete de los ataques de hambre de media tarde, comiendo uno de mis bocadillos favoritos: los dátiles.

Parte por la mitad un dátil grande, quítale el hueso y mete una nuez lisa en cada mitad. Espolvoréale coco finamente rayado.

Para hacer yoghurt orgánico o yoghurt de soya enriquecida, agrega uno o todos los ingredientes siguientes: frambuesas maduras, zarzamoras, duraznos rebanados, fresas, kiwi, papaya, almendras, pasas y granola. Revuelve bien y añade miel o jarabe de maple, si lo deseas.

Si quieres un bocadillo rico en proteína, come una tostada o pastel de arroz con crema de cacahuate o de ajonjolí, o queso cottage.

Bocadillo dulce con nueces

Además de ser nutritivo y fácil de llevar a cualquier lado, este bocadillo es cien por ciento mejor que una barra de caramelo o una bolsa de papas fritas. Con estas cantidades deben salir tres tazas y media.

½ taza de almendras crudas
½ taza de avellanas crudas
½ taza de cerezas deshidratadas al natural y con hueso
½ taza de pasas grandes
½ taza de nueces de Brasil
¼ de taza de semillas de girasol tostadas y con poca sal
¼ de taza de semillas de calabaza tostadas

y con poca sal
¼ de taza de albaricoque deshidratado al natural y rebanado
¼ de taza de chispas de algarroba o de chocolate (opcional)
Una pizca de canela o nuez moscada (opcional)

Mete todos los ingredientes en una bolsa de plástico o en un contenedor de comida y agita con fuerza. Ciérralo muy bien y mantenlo en el refrigerador a menos que lo consumas en un lapso menor a dos semana ya que las nueces crudas se ponen rancias más rápido que las tostadas. Toma un puñado cuando tengas antojo de un refrigerio.

18
Aprovecha los beneficios del baño

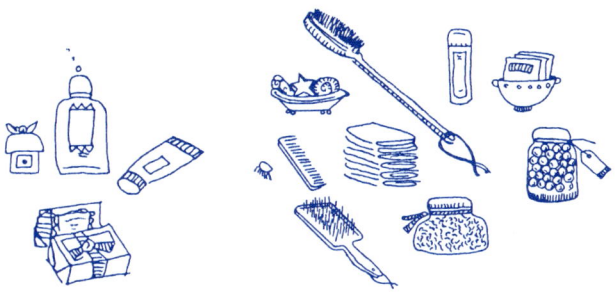

Convierte tu baño cotidiano en un manantial terapéutico. Si bien una tina llena de agua caliente, con burbujas y delicioso aroma, evoca pensamientos relajantes, una ducha puede ofrecer una amplia gama de beneficios para consentir a tu cuerpo, tan sólo al concentrar el flujo de agua en partes específicas del cuerpo. Esto te permite resolver problemas como dolores musculares, dolor de cabeza, falta de energía y cabello opaco, por nombrar unos cuantos.

Hidroterapias

Aumenta tu energía. Date un baño con agua más o menos a la temperatura del cuerpo durante dos o tres minutos, enseguida baja gradualmente la temperatura del agua hasta que la sientas fría y permanece así de 15 a 30 segundos. Repite este procedimiento dos veces. De manera incidental, esta forma de hidroterapia se ha usado durante siglos en muchas culturas para fortalecer el sistema inmunológico, lo que previene la gripa y los resfriados.

Hidrata la piel escamosa. Si tu piel se parece a la de un reptil del desierto, date una rápida ducha con agua caliente más o menos durante dos minutos. Mientras tu piel sigue mojada, aplica con generosidad tu aceite favorito para cuerpo y después sécate con palmadas ligeras.

Deshazte del dolor de cabeza. Una regadera de mano es ideal para este tipo de terapia. Pon el agua muy caliente y dirige el flujo a la parte de la cabeza que te duele. Sostén durante cinco minutos. A veces dirigir el agua a la parte trasera de la cabeza y el cuello, alivia el dolor. Algunas personas afirman que alternar agua muy caliente con agua muy fría 30 segundos cada vez, durante cinco minutos, produce resultados maravillosos.

Reduce la inflamación. Para disminuir la inflamación de una herida leve como una quemadura o una torcedura de tobillo o muñeca, rocía agua fría con un atomizador en la parte afectada durante cinco minutos. Descansa cinco minutos y repite la acción unas cuantas veces más. Hazlo inmediatamente después de que se produzca la herida y busca atención médica si es necesario.

Alivia el dolor muscular. Para los dolores musculares crónicos o causados por algún esfuerzo excesivo, pero sin inflamación, llena un atomizador con agua muy caliente y rocía el músculo o los músculos durante cinco minutos. Descansa otros cinco minutos y repite la acción varias veces más.

Acaba con los dolores premenstruales. Para aliviar el dolor de la espalda baja que se presenta antes y durante la menstruación, he comprobado que un flujo de agua muy caliente concentrada en mi espalda baja unos cuantos minutos, ayuda a aligerar los calambres y la tensión muscular. Después utiliza un humectante potente para evitar la resequedad.

Acondiciona tu cabello

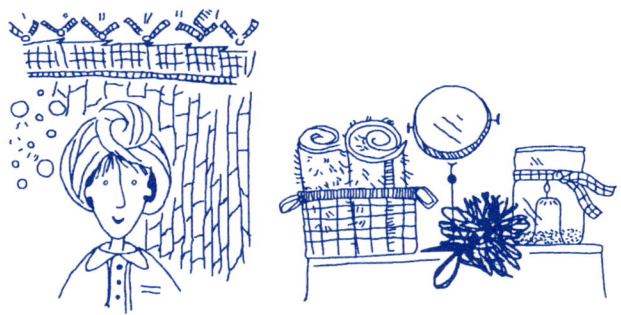

En la actualidad, la mayoría de los hombres, y mujeres sobre todo, se arreglan el cabello todos los días de alguna manera. Ya sea que lo seques simple y rápidamente con la pistola de aire o que lleves a cabo todo un ritual desde aplicarte gel, secar, ponerte tubos, cepillar, peinar y hasta fijar tu peinado con spray, tu cabello soporta un abuso de gran magnitud.

Piensa también en los efectos ambientales. Los rayos del sol, el agua salada, el cloro, el humo del cigarro, la contaminación y el aire seco de la oficina dañan el cabello y éste no cuenta con la resistencia suficiente para enfrentar tanta tortura.

Recupera tu gloria capilar

Las siguientes recetas son muy sencillas de preparar y con el uso constante, mejoran el estado del cabello y del cuero cabelludo.

Para acondicionar el cabello reseco, quebradizo y dañado, machaca muy bien un plátano grande muy maduro y agrégale una cucharada sopera de crema espesa y otra de miel. Bate la mezcla y aplícala al cabello seco desde la raíz hasta la punta. Cubre con una gorra de baño y envuelve tu cabeza con una toalla caliente. Permite que la mezcla permanezca en tu cabello el mayor tiempo posible, hasta cumplir una hora. Enjuaga muy bien con agua caliente y aplica el shampoo que acostumbras. Si es necesario, usa un acondicionador ligero que sea natural y que desenrede el cabello.

Sácale brillo al cabello normal o reseco con aceite de jojoba, que de hecho no es aceite sino la resina de una planta, algo así como una sustancia amarilla parecida al sebo humano. Esta sustancia es magnífica para el cuero cabelludo y un muy buen acondicionador para el cabello. A seis cucharadas soperas de aceite de jojoba, añade una cucharada cafetera de cada uno de los siguientes aceites esenciales: romero, albahaca, limón y lavanda. Guarda la mezcla en una botella de vidrio oscuro de cuatro onzas y agita con fuerza antes de cada aplicación. Debes usarlo una vez a la semana poco menos de un año para poder obtener los máximos resultados. Aplica una o dos cucharadas soperas de la mezcla en tu cabello y cuero cabelludo. No necesitas empaparlo, sólo asegúrate de cubrirlo muy bien. Date cinco minutos de masaje en el cuero cabelludo para estimular la circulación e impulsar el crecimiento del cabello. Cubre tu cabeza con una gorra de baño y envuélvela con una toalla húmeda y caliente por espacio de una hora. Aplica tu shampoo preferido y, si es necesario, un acondicionador ligero que desenrede el cabello.

Enjuaga, enjuaga y vuelve a enjuagar. Si pretendes tener un cabello suave y sedoso, es esencial enjuagarlo de manera adecuada. Incluso los mejores acondicionadores dejan el cabello pardo y opaco si no los enjuagas muy bien.

Mayonesa para el cabello

Suaviza tu melena con esta receta para elaborar una mayonesa casera, rica en ingredientes nutritivos que acondicionan el cabello y le darán brillo y tersura.

- 1 huevo completo y una yema extra (a temperatura ambiente)
- 1½ cucharadas soperas de jugo de limón
- 1 taza de aceite de oliva sin refinar, aguacate o ajonjolí

1.- Vacía los huevos en el vaso de la licuadora, agrega el jugo de limón y licua utilizando la velocidad media, durante cinco segundos. Retira el tapón de plástico del centro de la tapa, enciende de nuevo la licuadora y vierte el aceite poco a poco, sin interrumpir, hasta que se acabe. La mayonesa debe quedar sin grumos y espesa.

2.- Con la ayuda de una espátula larga y flexible vierte la mayonesa en un contenedor de vidrio con tapa y guárdala en el refrigerador. Esta receta rinde para un tratamiento si tienes el cabello es largo, para dos si te llega a los hombros o para tres si lo usas corto.

3.- Para cabello reseco, aplica suficiente mayonesa para cubrir las partes dañadas. Si tienes el cuero cabelludo grasoso y sólo la parte baja del cabello luce reseca, enredada y con las puntas maltratadas, entonces sólo aplica en esa parte. Cubre con una gorra de baño o una bolsa de plástico y envuelve en una toalla caliente permaneciendo así durante una hora. Enseguida lava con shampoo una o dos veces para quitar los restos de aceite y utiliza tu acondicionador habitual si necesitas desenredar el pelo. El tratamiento puede aplicarse una vez por semana, si así lo deseas.

Protege tu piel del sol

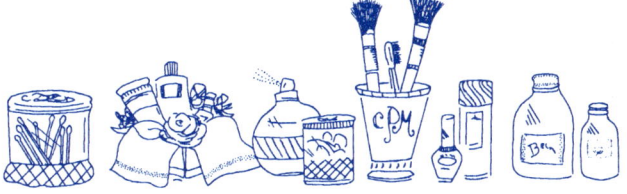

Cada primavera sucede lo mismo. Llega uno de esos inesperados días calurosos en los que te sientes tan incomoda que estás a punto de la exasperación, y para colmos, olvidaste tomar precauciones. Decides sacar del closet un diminuto traje de baño y exponer tu piel ávida de sol al aire cálido y te asoleas. Unas horas más tarde, despiertas de tu sueño. Corres a la casa, te ves en el espejo y ¡caramba!, luces como camarón, ¡y duele!

Para rehidratar tu piel después de una larga exposición al sol, es esencial restablecer el equilibrio del PH y mitigar el tejido delicado y dañado.

Mitiga los efectos de las quemaduras de sol

Refrigera tus cremas y lociones en temporada de calor para conseguir un efecto placentero cuando necesites refrescar tu piel o mitigar las quemaduras de sol.

Agrega dos tazas de vinagre de sidra de manzana para enfriar el agua de la tina. Remójate durante 10 ó 20 minutos.

Rocía con un hidrosol frío y aromático de manzanilla alemana o lavanda la parte quemada por el sol para reducir la irritación e inflamación.

Unta yoghurt o crema agria en las zonas de la piel donde hay picazón y ardor para un alivio rápido y superfresco.

Empapa con té negro concentrado y frío trozos de algodón y aplica directamente al área afectada por el sol. Hazlo varias veces al día.

Alivio de aloe para los efectos del sol

Para la piel ardida, enrojecida, irritada, con ampollas y comezón, bájale la temperatura con una ducha o un baño fríos. Seca con ligeras palmadas y aplica generosamente con un atomizador esta formula. Guarda el envase en el refrigerador hasta por seis meses.

- 1 taza de jugo de aloe vera (no gel)
- 20 gotas de aceite esencial de lavanda
- 20 gotas de aceite esencia de semilla de zanahoria

10 gotas de aceite esencial de caléndula
5 gotas de aceite esencial de menta o romero (opcional para efectos refrescantes)

1.- Mezcla todos los ingredientes en una botella de cristal oscuro con atomizador que tenga capacidad para ocho onzas. Agita bien y rocía la piel sensible y quemada con la frecuencia necesaria para hidratarla, calmar las molestias y protegerla.

2.- Después del tratamiento aplica un buen humectante, espeso y natural, para ayudar a restablecer la flexibilidad de la piel reseca. Hazlo con ligeras palmadas para que penetre pero no frotes ni des masaje en las zonas afectadas.

21
Secretos para no envejecer

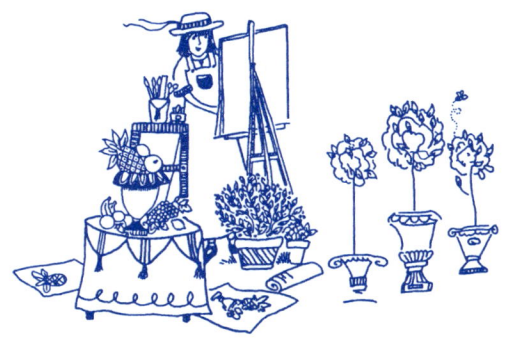

La búsqueda de la fuente de la eterna juventud aún tiene fuerza. Evidencia de esto es la gran cantidad de comerciales que promueven la venta de cremas antiarrugas, cremas para aclarar la piel, suplementos nutricionales para estimular la energía y productos herbarios para mejorar la memoria, sin mencionar la creciente popularidad de la cirugía plástica.

Mi opinión es que la verdadera juventud no puede comprarse en una botella o a un médico especialista, pero los atributos de la misma, como una piel tersa, una mente alerta, un cuerpo activo y flexible, se pueden prolongar a edades avanzadas si las personas se apegan a un estilo de vida joven y hacen uso del sentido común.

Mantén un estilo de vida joven

Como reza el antiguo refrán: "dormir y despertar temprano, receta de salud, caudal y sabiduría", sigue siendo verdad en estos días. Un sueño suficiente y reparador permite que tu cuerpo descanse, recupere la energía y se reponga, de modo que el día siguiente lo inicies con entusiasmo.

Estimula tu cerebro. No permitas que la vida te aburra. Adopta un nuevo pasatiempo, encuentra un nuevo reto, vuelve a la escuela, lee más. Se pueden *enseñar* nuevos trucos a un viejo "lobo".

Conviértete en una persona interesada por la gente. Gánate a las personas y trata de ayudar a alguien todos los días.

Disminuye la velocidad. Toma tu propio ritmo y deja de correr de un lado a otro como una ardilla que prepara su nido para el invierno. No se puede disfrutar de la vida si la recorres a una velocidad vertiginosa.

Consigue una mascota. Los estudios comprueban que las personas que conviven con mascotas tienen una vida más saludable, feliz y con menos estrés.

Hidrata tu piel. La piel seca provoca el envejecimiento prematuro y marca líneas y arrugas mucho tiempo antes de que la madre naturaleza lo decida. Aplica una buena loción humectante todas las mañanas y por las noches. No olvides consumir ocho vasos de agua simple todos lo días, también es importante.

Utiliza un protector solar. Nada envejece más rápido a tu piel que la exposición a los rayos del sol y el daño es irreversible. El bronceado de la juventud finalmente produce arrugas prematuras, pigmentación dispareja, marcas de edad y una posible propensión para contraer cáncer en la piel en edades maduras o avanzadas.

Come alimentos frescos, enteros y sin procesar. Evita la comida chatarra, las bajas en calorías y con ingredientes químicos porque no hacen más que saciar un antojo temporal. La comida verdadera satisface tu alma y en verdad nutre tu cuerpo.

Haz ejercicio todos los días. ¡Usa el cuerpo o lo perderás! Un estilo de vida sedentario contribuye a la obesidad, problemas cardiovasculares, rigidez en las articulaciones, piel y cabello opacos y un bajo nivel de energía. Todo lo anterior se considera como signos de vejez.

Mantén una actitud positiva. Ser negativo no sólo afecta tu estado de ánimo, tu desempeño en el trabajo, tu aspecto físico y tu salud en general, también afecta a la gente que te rodea. Nadie quiere estar cerca de una persona con una baja autoestima.

Simplifica tu vida. No es lo material lo que da la felicidad verdadera en la vida, sino los amigos, la familia, la buena alimentación, las mascotas y el tiempo que pasas haciendo lo que más disfrutas.

Manténte fresco y seco

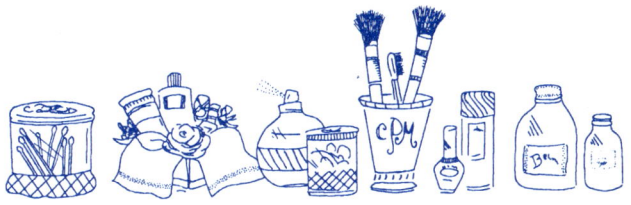

Los talcos naturales para refrescar el cuerpo y los pies también sirven para combatir el mal olor y la sudoración, sin necesidad de usar productos químicos. Tú puedes fabricar tu propio talco para el cuerpo, ajustándolo a tus necesidades para conservarte fresco y seco todo el día.

Talco de hierbas para cuerpo y pies

Existen excelentes opciones para elaborar un talco natural, ya sea para usarse solo o combinado con maicena, harina de arroz, arrurruz, arcilla cosmética francesa, arcilla cosmética blanca, flor de caléndula en polvo y flor de manzanilla molida. Diseña tu propio talco agregándole tus aceites esenciales favoritos o flores en polvo. El talco es fácil de hacer y brinda un gran placer.

Mi mezcla favorita es una porción de maicena, una porción de arrurruz y una porción de flor de caléndula en polvo. Con esta mezcla se puede hacer un talco muy fino, ideal para los niños.

Para mantener los pies frescos, secos y sin olor, prueba esta combinación: mezcla media taza de bicarbonato de sodio, dos cucharadas soperas de polvo de óxido de zinc, dos cucharadas soperas de arcilla cosmética blanca, media taza de arrurruz y una cucharada cafetera de aceite esencial de naranja, geranio o menta. Si padeces pie de atleta o tienes mal olor en los pies, añade media cucharada cafetera de aceites esenciales de árbol de té y media de tomillo. Para elaborar este talco sigue las instrucciones de la receta que a continuación de voy a dar y aplícala dentro de tus zapatos y calcetines una o dos veces diarias.

Para aquellos que padecen alergias, un talco hecho cien por ciento de polvo de arrurruz, maicena o arcilla cosmética blanca, no les causará problemas.

Talco de lavanda

Éste es un talco muy suave y sedoso para el cuerpo. La receta rinde para un poco más de una taza.

- ½ taza de arcilla cosmética blanca, arrurruz o maicena
- ¼ de taza de flor de lavanda en polvo

- ¼ de taza de pétalos de rosa en polvo
- 1 cucharada sopera de polvo de óxido de zinc
- ½ cucharada cafetera de aceite esencial de lavanda
- 10 gotas de aceite esencial de rosa (opcional)

Mezcla los ingredientes secos en un tazón grande. También puedes utilizar un procesador de alimentos. Agrega las gotas de los aceites esenciales al mismo tiempo y revuelve bien con el polvo. Guarda la fórmula en un contenedor especial o en frasco de especias reciclado en donde la puedas agitar. Úsala en un periodo de hasta un año.

Cultiva el sueño

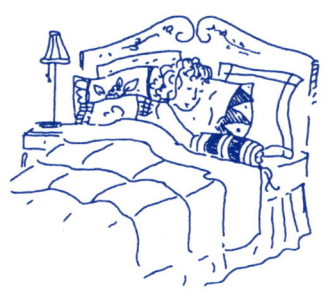

Si te cuesta trabajo levantarte por las mañanas; andas distraído todo el día y no puedes concentrarte en tus quehaceres; tienes demasiadas cosas en qué pensar como para relajarte; te has vuelto irritable; y para acabar con el cuadro, últimamente tienes problemas de insomnio: ¡Lo que te falta es dormir!. La falta de sueño produce efectos negativos en la cara y en el cuerpo. Para lucir y sentirte en condiciones óptimas, necesitas dormir de siete a nueve horas todas las noches, de manera profunda y reparadora.

Consejos para un buen sueño

Las mejores amigas de una persona que padece insomnio son las sábanas de franela. Durante todo el año duermo entre gruesas franelas, que me producen la sensación de estar cobijada con suaves y ligeros algodones aterciopelados. En los cálidos días de verano olvida la habitual cobija delgada y usa una sábana de franela para cubrirte.

Haz mucho ejercicio durante la mañana de manera que te sientas cansado cuando vayas a la cama. Hacer ejercicio poco antes de acostarse puede inquietar a algunas personas en lugar de relajarlas.

Bebe una taza de té de hierba gatera, manzanilla u hojas de frambueso. También es recomendable tomar un plato de sopa de verduras, rica en minerales; leche de vaca, de soya o de arroz, ricas en calcio. Hazlo una hora antes de dormir o despertarás con ganas de ir al baño.

No te duermas con el estómago lleno. La digestión requiere de mucha energía y te mantendrá despierto.

Acuéstate todos los días a la misma hora. Una vez que tu cuerpo se acostumbre a la rutina, te pedirá descanso a esa hora de forma natural.

Pon una gota o dos de aceite de lavanda o manzanilla romana en tu almohada.

Evita los productos que contienen cafeína como algunos analgésicos, las pastillas para adelgazar y los de uso común (café, refrescos de cola, chocolate, té negro). La cafeína no sólo te mantiene despierto, sino que también hace que no descanses al dormir y actúa como diurético, por lo que tienes que ir más veces al baño.

Cubre con cortinas o persianas tus ventanas para que bloqueen la entrada de la luz. Esto te ayudará a prolongar el sueño.

Compra uno de esos aparatos que bloquean los ruidos desagradables y producen sonidos que te puedan inducir al sueño, como olas del mar que se desvanecen en la playa, un arroyo apacible o el viento entre los árboles del bosque.

Debe haber quietud para que entre el espíritu.
Anónimo

Bálsamo para la hora de dormir

Es sencillo de preparar y muy efectivo, y lo bastante suave y seguro para tranquilizar incluso a un hiperactivo e inquieto.

- ¼ de taza de una mezcla de todos los vegetales (a temperatura ambiente)
- 10 gotas de aceite esencial de naranja
- 2 gotas de aceite esencial de ilang-ilang
- 1 gota de aceite esencial de vainilla (opcional)

Mezcla todos los ingredientes en un tazón pequeño y revuelve con una espátula pequeña o con un batidor. Pon una pizca del bálsamo en tus sienes después de limpiarte la cara y poco antes de ir a la cama. Hazlo todos los días si lo deseas. Guarda el bálsamo en un tarro de plástico o de vidrio, con capacidad para dos onzas, y consérvalo en un lugar seco y fresco hasta por tres o cuatro meses.

24

Fortalécete para evitar el resfriado y la gripa

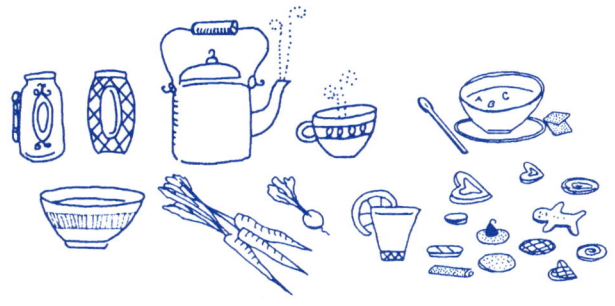

"Come bien para bajar la fiebre y no comas para curarte un resfriado", ¿o es: "come bien para curar el resfriado y no comas para bajar la fiebre"? Todo lo que sé es que cuando me duele algo, tengo algún problema o me siento muy mal, quiero alivio y lo quiero rápido.

Las antigripales comerciales y el resfriado hacen que me sienta adormilado o bien me resecan mucho las fosas nasales y la garganta. No ofrecen ningún beneficio a la salud y sólo alivian temporalmente los síntomas.

Después de años de experimentación, por fin he encontrado dos fórmulas probadas que garantizan volver a la vida de manera casi inmediata. Estas recetas ayudan al cuerpo a curarse sin dejar ninguna sensación de malestar y además son nutritivas y deliciosas

La deliciosa sidra

Además de ser un antibiótico estimulante, rico y natural, esta sidra también sabe bien como aderezo para ensaladas. Procura usar ingredientes orgánicos. La receta rinde para un poco menos de 1.5 litros.

- 50 dientes de ajo picados
- 3 cucharadas soperas de raíz de echinacea deshidratada o seis si es fresca, rallada o rebanada
- ¾ de taza de raíz de rábano picante fresca y rallada
- ½ taza de raíz de jengibre, pelada y rebanada
- 3 cebollas blancas medianas, rebanadas
- 1 cucharada cafetera de pimienta de ají de Cayena en polvo o tres chiles habaneros frescos, rebanados y con semilla
- 1 litro 900 mililitros de vinagre de sidra de manzana cruda
- Miel para endulzar, si se desea

1.- Coloca todos los ingredientes en un frasco de dos litros que tenga la boca ancha y termínalo de llenar con vinagre. Cubre la boca con plástico y tápalo.

2.- Refrigera durante seis semanas de manera que el sabor madure y se suavice, y no dejes de agitarlo todos los días. No hay necesidad de colar o guardar en una botella, a menos que así lo desees. Entre más se deje reposar la mezcla, mejorará y se definirá el sabor.

3.- Al primer síntoma de resfriado o gripa, toma dos cucharadas soperas de la sidra con un poco de agua caliente y enseguida, enjuágate la boca muy bien. Hazlo una o dos veces al día mientras estés enfermo y apreciarás como tus fosas nasales y los tubos bronquiales se descongestionarán y tu respiración se tornará más fácil.

4.- Si tienes la garganta irritada, haz gárgaras con la sidra durante un minuto y escupe. No olvides enjuagarte la boca inmediatamente después. Sentirás un gran alivio

---

Sopa de pollo y verduras del sudoeste

Es una sopa caliente con sabor a especias muy nutritiva, que ayuda a fortalecer el sistema inmunológico. Despeja las fosas nasales y los tubos bronquiales lo que permite respirar con más libertad. Procura usar ingredientes orgánicos. Esta sopa se puede congelar y la receta rinde para 15 tazas más o menos.

- 1 cebolla blanca mediana rebanada
- 20 dientes de ajo picados
- 2 tallos de apio finamente rebanados
- 2 cucharadas soperas de aceite de oliva virgen
- 8 tazas de consomé de pollo hecho en casa
- 3 zanahorias muy finamente rebanadas o en cuadros
- 2 papas medianas rebanadas en cuadros
- 1 cucharada sopera de jugo de limón fresco
- ½ cucharada cafetera de pimienta de ají de Cayena en polvo o 1 chile habanero rebanado y con semilla

1 cucharada sopera de perejil fresco rebanado
2 cucharadas cafeteras de cilantro fresco rebanado
1 hoja de laurel
Sal, pimienta, orégano, ajedrea, romero o tomillo al gusto

En una olla para consomé, con capacidad de tres litros y medio, saltea la cebolla, el ajo y el apio en aceite de oliva hasta que se pongan transparentes. Agrega los ingredientes restantes y deja que hierva. Después reduce el calor, tápala y deja que todo se cueza por espacio de una hora. Come un tazón de esta sopa cuando sientas antojo y cuando quieras fortalecerte.

Elabora tus propios aceites para baño y masaje

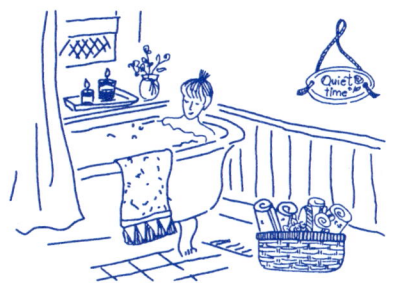

Los aceites para baño y masaje son facilísimos de hacer en casa. Sólo necesitas un aceite base y cualquier aceite esencial de tu preferencia. A mí me gusta usar aceite de jojoba como base porque no necesita refrigeración y no se arrancia. Los aceites de semilla de vid, semilla de albaricoque y avellana son también estupendos aceites básicos ya que son muy ligeros, pero hay que refrigerarlos.

Suaviza y perfuma tu piel

Aceite energético. Mezcla una cucharada sopera de aceite de jojoba con dos gotas de aceite esencial de menta, dos de romero y dos de eucalipto. Agrega al agua de la tina de baño mientras ésta se llena. Si quieres hacerte un tratamiento desodorante para pies cansados, pide a un amigo que te dé masaje con el aceite durante 15 minutos. Luego ponte unos calcetines y vete a dormir.

Aceite exótico. Esta fórmula acondiciona la piel reseca y deja una sensual fragancia a almizcle. Combina tres cuartos de taza de aceite de jojoba con un cuarto de cucharada cafetera de cada uno de los siguientes aceites esenciales: sándalo, pachulí y vetiver. Agrega un cuarto de cucharada cafetera de aceite esencial de almizcle sintético (opcional). Guarda la mezcla en una botella de vidrio oscuro con capacidad para ocho onzas, lejos del calor y la luz, y ciérrala bien. Úsalo agregando dos cucharadas cafeteras al agua de la tina mientras se llena. Para masaje, pon media cucharada cafetera de la mezcla a media taza de aceite de jojoba; y sólo mezcla los aceites esenciales y embotella para usarlo como perfume exótico.

Aceite nutritivo

Esta fórmula rica en vitaminas y minerales es excelente para todo tipo de piel, en especial para la normal y la seca. También es excelente para las cutículas gruesas y maltratadas.

1 cucharada sopera de aceite de almendra
1 cucharada sopera de aceite de oliva virgen
1 cucharada sopera de aceite de aguacate
1 cucharada sopera de aceite de jojoba

1 cucharada sopera de aceite de semilla de albaricoque
1 cucharada sopera de aceite de avellana
1,200 unidades internacionales (UI) de aceite de vitamina E (D-alfa tocoferol)

Mezcla los ingredientes en una botella de vidrio o de plástico, con capacidad para ocho onzas. Cierra bien y agita con fuerza. Puedes guardarla en el refrigerador hasta por un año. Para bañarte, agrega dos cucharadas cafeteras al llenar la tina. Para masaje, aplica directo a tu piel según sea necesario.

Consiente a tus luceros

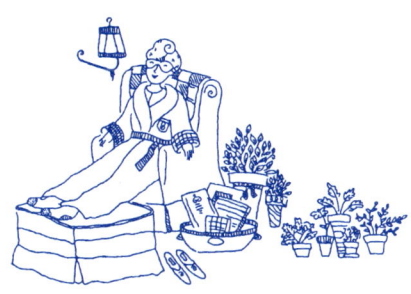

Se dice que los ojos son las ventanas del alma pero si te pasas el día frente a la pantalla de tu computadora, te vas de fiesta toda la noche, pasas mucho tiempo con fumadores o en el aire seco de una oficina, padeces alergias, o te olvidas de quitar el rímel, esas "ventanas" lucirán inflamadas, enrojecidas, irritadas, o con círculos oscuros debajo de ellas. Incluso, es posible que "tus ventanas" te puncen o lloren.

Ponle chispa a tus ojos

Los ojos son tu rasgo más expresivo por eso haz tu mejor esfuerzo para cuidarlos. Sigue estas sugerencias para aliviar, iluminar y refrescar los ojos enrojecidos y fatigados.

Anima tus luceros con sueño suficiente y profundo. ¡Es uno de los mejores embellecedores que hay!

Es posible que los ojos hinchados y las ojeras sean consecuencia de la acumulación de toxinas en el cuerpo o de una deshidratación. Cuando hay deshidratación, los riñones tratan de retener agua, lo que provoca la inflamación de los ojos y de otras partes del cuerpo. Bebe agua en abundancia todos los días a fin de eliminar las toxinas y el exceso de sodio. Entre más agua tomes, retendrás menos líquidos.

Para desinflamar los párpados, moja un par de trozos de algodón con leche entera o crema heladas. Recuéstate y cubre tus párpados permaneciendo así durante cinco o 10 minutos. El alto contenido de grasa de ambos líquidos proporciona un tratamiento humectante para la piel delicada y delgada que rodea los ojos.

¡Sal de sintonía! No seas adicto a la televisión ya que el brillo de la pantalla no es bueno para los ojos. Además, puedes aprovechar mejor tu tiempo.

Aclárate la vista, aliviando tus ojos adoloridos, resecos, irritados o enrojecidos. Mi tratamiento favorito consiste en tener siempre a la mano una botella de hidrosol aromático de lavanda y rociar con frecuencia mi cara y mis ojos. El líquido es tan puro y suave que se puede aplicar directamente al rostro con los ojos abiertos. ¡Es muy refrescante y me tranquiliza! El hidrosol de manzanilla alemana y de rosa funcionan igual de bien.

Para humectar la piel delicada del contorno de los ojos, aplica una vez al día, una loción fría a base de agua o gel después de haberlos limpiado o lavado. También es una buena elección utilizar un producto elaborado con pepinos.

La aplicación diaria de un protector solar en la piel y alrededor de tus ojos, es esencial si quieres evitar los daños que produce el sol, así como la formación de círculos oscuros. Escoge un producto diseñado específicamente para uso facial.

Agrega dos o tres gotas de aceite esencial de caléndula a un tarro pequeño de crema fría para los ojos a base de hierbas. La crema anaranjada y brillosa que resulta, ayuda a borrar el color azuloso de los círculos oscuros; y el aceite esencial de caléndula garantiza aliviar y devolverles vida y frescura a los ojos cansados.

¿Se te acabó el desmaquillante para ojos? Aplica una pizca de cualquier manteca vegetal en área de los ojos y frota con suavidad sobre tus pestañas. Esto disuelve incluso el rímel y el delineador a prueba de agua. Es también un humectante improvisado, estupendo para manchas de eccema y psoriasis.

27

Hazte *pedicure*

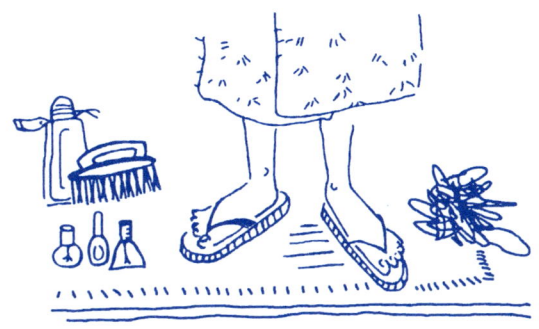

¿**H**ay algo qué se pueda hacer después de un buen masaje en todo el cuerpo? Yo te recomendaría un *pedicure* profesional. De verdad, es increíblemente relajador. Si no tienes tiempo ni dinero para visitar a tu pedicurista, entonces tendrás que consentir tú mismo a tus pies. Un *pedicure* hecho por ti dejará tus pies frescos y con una sensación de bienestar, y tú tendrás un mejor estado de ánimo. ¡Te lo garantizo!

Los pies primero

Programa una hora por la tarde, cada semana, para arreglarte los pies. Acércate lo que vas a necesitar para que no tengas que levantarte y dejes agua por toda la casa. Después sigue estos pasos para tener unos pies más sanos y bellos.

Paso 1. Los pies son considerados como una de las partes más receptivas del cuerpo, por lo que darles un baño es tan relajante y estimulante como tomar el baño completo. Pon suficiente agua caliente o fría o el té de hierbas de tu elección en una palangana procurando que el agua te cubra los tobillos. Después pon unas cuantas gotas de aceite esencial de árbol de té o un pequeño chorro de jabón líquido o gel de baño. Revuelve bien. Introduce los pies durante cinco o 10 minutos para limpiar y suavizar las callosidades. En ese lapso limpia bien dedos y plantas con un cepillo para las uñas.

Paso 2. Después de remojar los pies, raspa con gentileza las callosidades con una lija o piedra. Puedes rebajar cualquier callo con una lija de uñas.

Paso 3. Seca tus pies cuando termines y quita cualquier resto de esmalte en las uñas con un quitaesmalte que contenga aceite y no acetona.

Paso 4. Para la exfoliación, prepara una mezcla con cucharada sopera de sal y una de aceite de oliva virgen, además de cinco gotas de aceite esencial de menta y cubre con ella los pies y la parte baja de las piernas. Masajea con movimientos circulares, enfatizando en talones, tobillos y cualquier área que esté áspera o gruesa. Esto eliminará los restos de las callosidades y te sentirás y olerás fantástico. Enjuaga y seca con una toalla afelpada.

Paso 5. Empuja las cutículas a la base de las uñas con un palito de naranjo y recorta las que estén rotas. Las uñas deben cortarse en forma recta y no redondeada en las orillas, de manera que el borde blanco esté casi a la altura de la punta del dedo. Límate las uñas para pulir los bordes filosos.

Paso 6. Aplica loción, aceite o crema especial para pies y da un masaje intenso a cada uno durante dos o tres minutos.

Paso 7. Si te pintas las uñas de los pies, primero aplica quitaesmalte para eliminar los restos de loción o crema. Deja secar y enseguida pon una capa base, después dos capas de tu barniz favorito, seguido de una capa final. Permite que cada capa seque bien. No hay nada mejor para levantarte el ánimo y sentirte hermosa que 10 dedos recién pintados, brillantes y con un *pedicure* perfecto.

Paso 8. Una vez que seque el esmalte, aplica tu talco favorito en tus piernas y pies. Hazlo con una borla grande o esponja para perfumarlos y evitar que la sudoración dañe la apariencia.

El poder de las flores

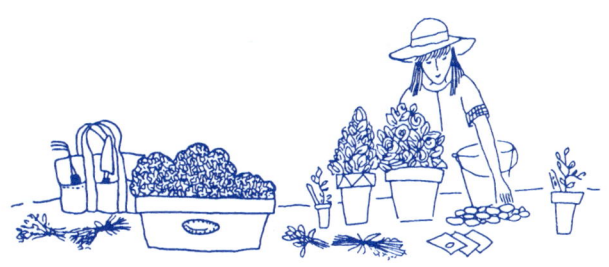

Sería bueno que te familiarizaras con la flor de caléndula o maravilla. Es una planta hermosa, alegre, parecida a la margarita, de fácil cultivo porque sólo requiere de mucho sol y tierra normal. Además, resiste el calor, el frío, la sequía e incluso la humedad. Esta preciosa y resistente flor se ha usado durante siglos para curar muchas enfermedades y parece ser muy efectiva.

Rejuvenece y sana

Para curar cortadas ligeras, raspones, picaduras de abeja y quemaduras simples, aplica un extracto de aceite de caléndula directo a la irritación. (Ve la receta de la página siguiente).

Para la piel difícil de cicatrizar, seca y agrietada, prueba el ungüento de caléndula. Para hacer un ungüento instantáneo, combina un cuarto de taza de manteca vegetal a temperatura ambiente, con 20 gotas de aceite esencial de caléndula. Revuelve bien y date masaje en las zonas afectadas cuantas veces quieras. Con esta receta también puedes hacer una crema refrescante para mejorar el salpullido y cutículas dañadas.

Si tienes dolor de oído, pon unas cuantas gotas de extracto de aceite caliente de caléndula en cada oído, después tápalos con bolitas de algodón y déjalas toda la noche.

Usa flores de caléndula junto con violetas y berros para adornar una ensalada, les darás un toque diferente en sabores, texturas y colores.

Aceite de flor de caléndula

Con la receta que te voy a dar, harás cuatro tazas de un potente aceite curativo que puede usarse como ungüento, como aceite para masajes o para el baño. También puedes usarlo en cualquier fórmula curativa que requiera de aceite.

4-5 tazas de flores de caléndula reposadas durante 24 horas, en un lugar sombreado y bien ventilado
Aceite de oliva virgen

1.- Pon las flores de caléndula en una olla con capacidad para tres litros y vierte suficiente aceite de oliva calculando que cubra cinco centímetros del fondo de la olla. Calienta la mezcla a fuego muy bajo sin permitir que llegue al punto de ebullición. Déjala reposar de cinco o 10 horas, sin taparla. Revisa cada hora para asegurarte que el aceite no hierva.

2.- Retira del fuego después de que el aceite despida un olor a hierbas y manifieste un color fuerte entre dorado y anaranjado. Enfría, cuela, embotella, etiqueta y refrigera. Este aceite dura de seis meses a un año si se conserva en refrigeración. Úsalo en un lapso no mayor a 60 días si no lo refrigeras.

Consejos profesionales para consentirte

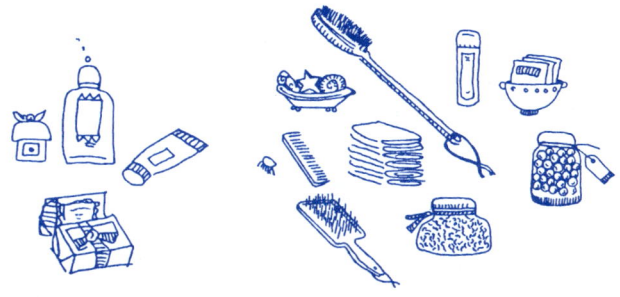

Consentirte es una maravillosa forma de atender tus necesidades emocionales, físicas y espirituales, y que ciertas veces, por ser más sencillo, prefieres poner en manos de un profesional. Aquí hay unos consejos para una gran experiencia de consentimiento personal.

Especialidades del día en un centro de *spa*

¿Nunca has podido darte el lujo de recibir un masaje de cuerpo entero? En tal caso prueba un minimasaje. Muchos *spas* ofrecen minimasajes de espalda, hombros o pies a bajos costos; o bien, conceden cortesías para atraer a clientes que después se puedan interesar por el tratamiento completo.

La próxima vez que visites a tu estilista, pídele unos minutos de su tiempo a la persona que da el shampoo, para que te dé un masaje en el cuero cabelludo. Comprobarás que la tensión de la cabeza desaparece. Asegúrate de darle una propina justa por un trabajo bien hecho.

Prueba un tratamiento para equilibrar la energía, como el reiki o la terapia de polaridad. Estas técnicas no son agresivas y pueden utilizarse para facilitar todo tipo de curación.

Cambia tu rutina y date *manicure* o *pedicure* en un *spa*. Te pueden incluir un baño en agua de mar, una mascarilla de barro o de parafina, un tratamiento de reflexología completo en manos y pies, seguido de un masaje suavizador con crema de menta. ¡Ahhh...!

Si estás de vacaciones en uno de esos hoteles o centros turísticos que ofrecen baños de barro, aprovecha uno. El barro, cálido, espeso y rico en minerales, retira las toxinas de la piel y tonifica y cierra los poros. ¡También es sensacional para calmar el dolor de músculos y articulaciones!

Para suavizar, hidratar y exfoliar tu cuerpo, puedes cubrirlo con una capa de alga marina o hierbas. Estos tratamientos son muy benéficos para la piel después de largas exposiciones al sol durante las vacaciones de verano

Colorea tu hogar con plantas florales

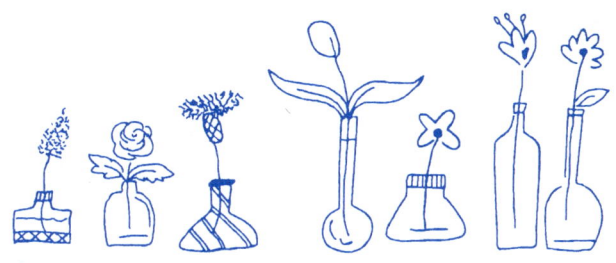

La jardinería es una habilidad que heredé de mi abuela y una bendición para mí porque parece que todo lo que toco crece y florece. Pero no te preocupes si no tienes esta destreza, tú puedes poner color, belleza y fragancia a tu hogar al cultivar una gran variedad de plantas, fáciles de cuidar.

El poder de las flores

Nada es tan hermoso y alegre como una habitación llena de plantas floridas de variados colores. ¿Por qué no llenas tu casa de flores? Una de las plantas más fáciles de cultivar es el cacto de Navidad. Si tienes en casa varias ventanas por donde entra el sol, compra unas cuantas plantas en colores rojo, blanco, salmón, rosa pálido, fucsia y el extraño anaranjado dorado (si lo encuentras). Plántalas en macetas de barro y disfrutarás de sus abundantes flores durante las fiestas navideñas y quizá hasta los días de pascua. Estas plantas requieren de una atención mínima y sobreviven bien.

Prueba suerte cultivando tubérculos floridos, haciendo que florezcan fuera de temporada y en el interior de tu casa, al final del invierno. En verano, visita un vivero y consigue cinco o 10 tubérculos de jacintos, narcisos o tulipanes, una maceta especial para inducir el crecimiento de tubérculos, y una bolsa pequeña de grava, conchas o canicas. Pon una capa del material que hayas elegido calculando 2.5 centímetros de alto en el fondo de la maceta e inserta las raíces de los tubérculos boca abajo en la grava, conchas o canicas. Añade el material restante alrededor de los tubérculos cubriendo hasta la mitad. Agrega un fertilizante líquido para que las plantas florezcan y mantén la base de los tubérculos húmeda hasta que estén bien plantadas. Coloca la maceta en una ventana traslúcida y soleada, y espera a que florezcan.

Si te regalan una amarilis en Navidad, guárdala con todo y maceta hasta que deje de florear. Consérvala apenas húmeda dentro de tu casa mientras la temperatura de la noche no sea menor a cinco grados centígrados; después ponla en el patio o en la escaleras donde le dé un poco de sol durante el resto del año. A principios de noviembre, corta lo que haya crecido, ponle fertilizante líquido y colócala frente a una ventana soleada y en unos meses más, tendrás otra ronda de flores, quizá mayor a la del año anterior. Los tubérculos de amarilis crecen al pasar los años y el número de pedúnculos y flores se va incrementando conforme envejece el tubérculo. Son flores grandes y llamativas, que crecen más o menos de 30 a 60 centímetros de altura y están disponibles en un mosaico de colores.

¿Te encantan las orquídeas pero no sabes como cultivarlas? Pregunta en un vivero cómo debe cultivarse una orquídea, y más pronto de lo que te imaginas tendrás tu hogar lleno de estas delicadas bellezas, cuya vida de florecimiento es muy larga. De hecho es muy fácil cultivarlas si en el invierno la temperatura de tu casa no baja de 13.5 grados. La orquídea común florece durante cuatro meses, existe en diversos tamaños y colores, y es maravillosa.

Compra un libro de plantas para el hogar y lee todo lo relacionado con el cuidado de las orquídeas. Algunas de mis plantas son tan grandes que no puedo sacarlas de la casa porque han rebasado el tamaño de las puertas. Aprende cómo, cuándo y con qué fertilizar tus plantas; qué cantidad de agua y luz necesitan y cuando hay que cambiarlas de recipiente para que su salud y crecimiento sean óptimos.

Procúrate un dulce día

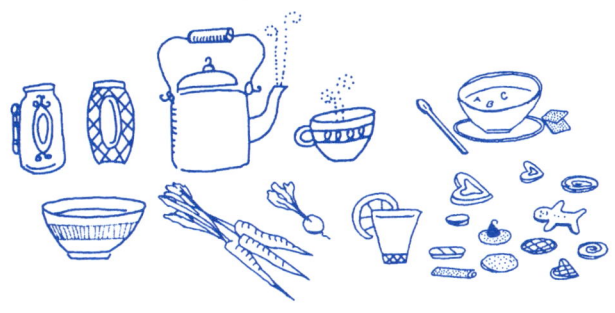

La miel, ese jarabe dulce, espeso y dorado que producen millones de abejas, no sólo sabe delicioso como alimento sino que, según los antiguos pobladores de América, ayuda en el tratamiento de miles de enfermedades, nutre al organismo y suavizar la piel. ¿Quién hubiera pensado que un alimento tan común tuviera tantos usos?

La vida es dulce

Si te cortaste un dedo o te raspaste la rodilla, esparce unas cuantas gotas de miel en el área afectada. Se ha comprobado que en la mayoría de los casos, la miel es tan efectiva como las pomadas antibacteriales comunes, porque ayuda a mantener estéril la cortada o herida y suaviza la piel de los contornos a manera de evitar que queden cicatrices.

¿Sufres de piel seca y la sientes acartonada? Prueba un masaje con miel. Empieza por proteger tu cabello porque se puede pegostear con la miel. Humedece con agua tu cara y cuello; enseguida, aplica una capa muy delgada de miel dando golpecitos con los dedos llenos para activar la circulación y humectar la piel. Recuéstate durante 15 minutos y después enjuaga con agua caliente. Tu piel lucirá rosada, tibia, húmeda y radiante.

Las mujeres que se encuentran en etapa de lactancia, pueden dar masaje a los pezones secos, agrietados y adoloridos con un poco de miel, lo que suavizará la piel y aliviará las molestias. Lávate muy bien antes de volver a amamantar a tu bebé, ya que los niños menores de 12 meses no deben consumir miel.

Consejo curativo de miel

Utiliza sólo miel virgen, sin procesar. La encontrarás en las tiendas naturistas o en centros de apicultura. No es igual a la miel que se vende en los supermercados o tiendas de abarrotes, la cual ha sido calentada y filtrada, procesos que quitan vida a las enzimas y a los nutrientes

Mitiga el dolor de garganta haciendo gárgaras con té caliente de salvia y miel. A una taza de agua hirviendo, agrega una cucharada cafetera de salvia deshidratada. Deja reposar cinco minutos y cuela. Añade una cucharada sopera de miel y revuelve. Haz gárgaras durante un minuto toda vez que sientas molestias en la garganta y escupe el líquido. Enjuaga tu boca con agua después de cada uso, para que los azúcares naturales no se queden en tus dientes.

Dulce energía

Es una bebida estimulante rica en potasio, un producto natural que da energía, y además contiene vitamina B, fructosa, glucosa y microminerales. Es también, muy refrescante y tonificante, y puede beberse dos veces al día, en especial cuando te sientes cansado, adolorido o con rigidez en las articulaciones. Se sabe que esta fórmula alivia el dolor y la inflamación que causa la artritis, si se consume a diario.

2 cucharadas cafeteras de vinagre de sidra de manzana sin procesar, sin calentar y sin filtrar (disponible en las tiendas de comida naturista)
1 cucharada de miel virgen
6-8 onzas de agua

Mezcla los ingredientes en un vaso y bebe en ayunas. También puedes usar esta solución como loción facial para la piel ardida y deshidratada.

Mantén tu piel en magníficas condiciones

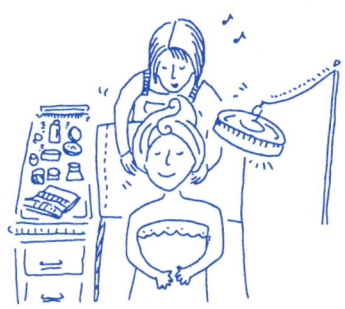

Los especialistas en el cuidado de la piel coinciden en que se deben seguir ciertas rutinas básicas para asegurar la belleza de la piel durante toda la vida. Cuidar tu piel diariamente debe ser para ti una tarea fácil sin que te cueste una fortuna. Sigue estos simples consejos que recomiendan los profesionales de la estética para tener una piel fuerte, suave, sonrosada y llena de vitalidad.

Aspectos fundamentales de la estética

Procura hacerte un masaje facial con personas profesionales, por lo menos dos veces al año.

Ten siempre a la mano una botella de agua purificada o aerosol aromático de hierbas (disponible en las tiendas naturistas) para refrescar e hidratar tu piel cuando empieces a sentirla reseca. Esto es de gran importancia especialmente si viajas con frecuencia.

Bebe, bebe y sigue bebiendo... por lo menos ocho vasos de agua purificada todos los días.

Utiliza un filtro solar de amplio espectro con factor de protección solar 15, por lo menos.

Limpia, tonifica, humecta y protege tu piel dos veces al día con productos específicamente diseñados para tu tipo de piel. Evalúa tu tipo de piel según tu edad. ¡Todo cambia con los años!

Haz una dieta sana y mucho ejercicio al aire libre.

Aprende a manejar el estrés que hay en tu vida. El estrés hace estragos aún en la piel más bella.

No sólo la belleza se acaba, sino que deja huellas en el rostro de lo que algún día fue.
Elbert Hubbard

Fortalece tus uñas

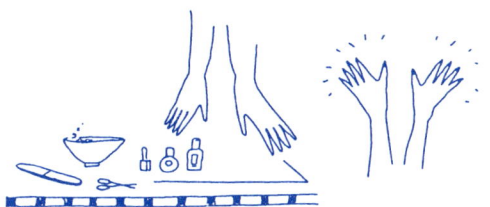

Las uñas bellas y fuertes reflejan una buena salud y también los buenos hábitos de las personas. Tus uñas pueden debilitarse y volverse quebradizas por muchas razones, como son: la falta de humectación, la exposición continua a los elementos naturales o el manejo inadecuado de limpiadores domésticos agresivos; o simplemente la falta de cuidado. (Ve el capítulo "Nutre tus uñas", para más información).

Un cuidado sensato a tus uñas

Antes de dormir, da masaje a tus cutículas con un buen humectante espeso, o con un poco de aceite de ricino o vitamina E.

No uses las uñas como herramientas. Utiliza un clip, un desarmador o la punta de un cuchillo para abrir algo, o para raspar el barniz viejo o los residuos de cinta adhesiva.

No te cortes las cutículas. Las cutículas sanas contribuyen a la salud de las uñas. Basta con empujarlas hacia el nacimiento de las uñas con aceite o humectante y una palita envuelta en un pedazo de franela o tela.

Límate las uñas en una sola dirección; no lo hagas por un lado y por el otro. Los manicuristas profesionales recomiendan el uso de una lima de polvo de diamante o de cerámica para dar forma a las uñas.

No uses uñas postizas. La investigación ha demostrado que los ingredientes químicos con los que se fabrican las uñas artificiales y los pegamentos, debilitan la uña natural. También existe la posibilidad de que se acumulen bacterias y hongos que las puedan dañar.

Aceite de ricino para el remojo

Esta fórmula es buena para las uñas y cutículas resecas, quebradizas y débiles. Se hace en unos pocos minutos y también sirve para dar un estupendo masaje a las manos que sufren de resequedad.

    4-5 cucharadas soperas de aceite de ricino
    10 gotas de aceite esencial de semilla de zanahoria o de incienso
    Contenido de una cápsula de vitamina E pequeña

En un tazón pequeño mezcla los aceites y remoja la punta de los dedos durante cinco o 10 minutos. Con una tela suave, empuja hacia atrás tus cutículas y pule tus uñas con cuidado. Puedes usar la misma mezcla para tres tratamientos si la mantienes tapada y la refrigeras.

Da frescura a tu aliento

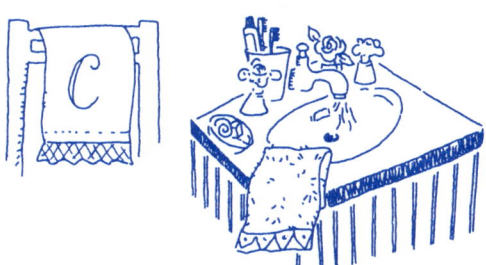

La mayoría de los enjuagues bucales sólo ocultan el olor de la boca por un tiempo breve, además de que contienen tintes artificiales, sabores sintéticos y químicos agresivos. No disfraces el olor, deshazte de él al eliminar la causa del problema.

¡Sin afán de ofender!

Si deseas una solución antiséptica para enjuagarte la boca y hacer gárgaras, agrega tres o cuatro gotas de aceite esencial de clavero a cuatro onzas de agua. Haz buches y gárgaras.

Para tener un aliento dulce y con sabor a especias, chupa un clavo o dos.

El carbón vegetal es un ingrediente probado que se utiliza para absorber venenos del estómago y aliviar el dolor por gases; ayuda a tratar la diarrea y actúa como purificador del aliento. Compra cápsulas de carbón y sigue las instrucciones de la etiqueta.

La piorrea es una infección en las encías que puede producir un sabor u olor desagradable en la boca y que debe ser atendida por un dentista. Puedes combinar el tratamiento que te indique con el siguiente remedio: moja un algodón en tintura de mirra y aplica directo a las encías adoloridas y dientes flojos.

Combate el mal aliento, lava tus dientes y estimula tus encías al mismo tiempo, con hilo dental impregnado de aceite esencial de árbol de té (disponible en las tiendas naturistas). Tiene un efecto antibacterial y ayuda a neutralizar el fuerte y desagradable olor bucal.

Después de comer alimentos con mucho ajo, mastica bien una ramita de perejil y bebe una taza de té de menta. Ambas hierbas refrescan tu aliento y actúan como auxiliar de la digestión.

Para preparar una solución muy efectiva contra las bacterias y el mal aliento, mezcla un cuarto de taza de agua destilada y un cuarto de taza de vodka, además de cinco gotas de los siguientes aceites esenciales: clavero, anís, canela y naranja. Guárdala en una botella de cristal oscuro con capacidad para cuatro onzas y tápala. Agita antes de usar.

Protege tu piel del sol

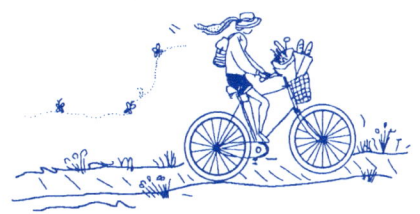

Una exposición al sol leve y moderada nos hace sentir bien, ayuda al cuerpo a producir vitamina D, nos llena de energía y deja la piel de un color dorado o bronceado. Por otro lado, la excesiva exposición a los rayos solares reseca la piel, causa arrugas, manchas y el envejecimiento prematuro. La protección solar es en la actualidad, un tema de controversias.

Consejos para asolearse con seguridad

En mi opinión, la exposición al sol 10 ó 20 minutos algunos días de la semana sin filtro solar, antes de las 10:30 AM y después de las 4:30 PM, es buena para la salud física y el bienestar emocional. Sin embargo, si te vas a exponer al sol por más tiempo, es necesario usar un bloqueador con factor de protección solar 15 por lo menos. Asegúrate que la etiqueta indique

que el producto es de amplio espectro y protege contra rayos ultravioleta (UVA y UVB).

¿Eres sensible a los filtros solares? Prueba los productos que están hechos a base de dióxido de titanio. El dióxido de titanio es un mineral natural que actúa como bloqueador físico de los rayos ultravioleta.

¿Recuerdas la crema blanca y espesa que se ponían los salvavidas en la nariz? Aquella crema blanca de óxido de zinc aún está disponible, pero ahora la hacen de colores, por lo que les encanta a los niños y evita por completo que penetre el sol en la piel y la queme. Si quieres tener una mejor protección, usa crema de óxido de zinc en las áreas que son propensas a las quemaduras de sol, como los labios (ten cuidado de no ingerirla), nariz, orejas y hombros.

¡No existe ningún bronceador seguro! Sin embargo, aplicar vitamina C junto con un bloqueador solar en partes específicas del cuerpo, incrementa su efectividad para evitar el daño, la deshidratación y las arrugas de la piel.

El sol mancha tu piel y la reseca, así que busca un filtro solar humectante o aplica primero tu filtro, déjalo secar y pon un humectante encima de él.

No pagues un precio tan alto

En la edición de julio de 1998 de la revista *Elle*, la dermatóloga Patricia Wexler declaró lo siguiente: "Más del 90% del daño que se sufre al envejecer se debe a la exposición al sol. El daño solar que recibes hoy se nota 20 años después en términos de arrugas, poros abiertos, pérdida de elasticidad, pigmentación dispareja, células precancerígenas, manchas por la edad y cáncer en la piel. Nunca es demasiado tarde para empezar a usar bloqueador solar, no debes darle largas al asunto".

Aceite bloqueador solar para el cuerpo

Esta fórmula es buena para piel normal y seca, tez morena clara y oscura, o cuando se desea una protección mínima o moderada. Precaución: si eres de tez blanca, es probable que necesites mayor protección. Esta receta rinde aproximadamente para una taza y un octavo de aceite.

- ¼ de taza de lanolina anhidra
- ¼ de taza de aceite de ajonjolí sin refinar
- 4 cucharadas cafeteras de aceite de vitamina E
- ¼ de taza de aceite de jojoba
- ½ taza de jugo de aloe vera (no gel)
- 15 gotas de aceite esencial de almendra amarga o pachulí, o 2-3 gotas de aceite de fragancia de coco

Combina los ingredientes y vierte el aceite en una o dos botellas de plástico que se puedan comprimir. Agita bien antes de aplicarlo y vuelve a utilizarlo después de nadar. Entre aplicación y aplicación, guarda la botella en el refrigerador. Puedes usar el aceite sin refrigerar un tiempo menor a tres semanas y después deséchalo.

36

Si se siente bien... ¡hazlo!

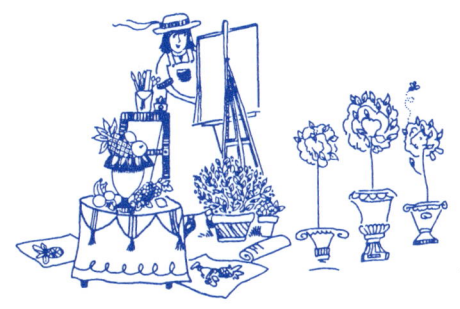

¿Fuiste uno de esos niños que corrían descalzos por el césped recién podado sólo porque se sentía fresco y húmedo, y te gustaba que los pies se te pusieran verdes? En el verano, cuando el calor era insoportable, ¿Jugabas bajo la lluvia porque el ambiente era más fresco y te sentías menos acalorado? ¿Ibas a algún riachuelo cercano y chapoteabas en el lodo dejando que se metiera entre los dedos de tus pies simplemente porque lo disfrutabas?

Como adultos, muchos de nosotros nos hemos encerrado en nuestro propio mundo y nos hemos vuelto rígidos en nuestras costumbres. Hemos olvidado que la vida puede ser divertida, simple y llena de cosas placenteras. Trata una vez más, de volver a ser niño. Haz algo fuera de lo normal, tan sólo porque lo quieres hacer.

¿Qué puedo hacer?

Canta todo el día, como lo hacen los niños.

Brinca por todos lados. Vuelve a sentirte como niño.

Dale vacaciones a tus pies. Si es posible, no uses zapatos durante una semana o sólo usa sandalias de hule.

Camina bajo la lluvia y no te preocupes de qué dirán los vecinos cuando te vean el cabello empapado. Además de todo, tu cabello se sentirá suave y terso cuando se seque, y estará acondicionado.

Inventa una excursión al bosque. Observa cuán fresco y limpio huele el aire, y la tranquilidad y quietud que hay.

¡Qué tupido y lleno de vida luce el pasto! ¡Qué verde!
William Shakespeare

Bebe un vaso de leche de vaca o de soya con chocolate en el desayuno. ¿Hace cuánto que no tomas esta deliciosa bebida?

Compra una red para mariposas; atrapa, identifica y después libera a estas delicadas y hermosas criaturas.

Recolecta conchas marinas de colores cuando vayas a la playa. Llena la base de una lámpara de vidrio transparente con las conchas y recordarás el gran día que pasaste junto al mar, cada vez que la enciendas.

Si tienes jardín en tu casa, no uses zapatos por un día y siente en tus pies desnudos la caricia de la tierra cálida y suave. Si llueve, permanece en el jardín. Disfruta los diferentes perfumes, las distintas texturas de las hojas y la vida de los insectos que te rodean. Son impresionantes las vibraciones que emanan de la madre naturaleza.

Si tienes un perro o te llevas bien con el del vecino, no sólo lo acaricies en la cabeza, agáchate y abrázalo. ¿Te has dado cuenta qué hacen los niños cuando ven a un perro grande y amigable? Si no le tienen miedo, corren hacia él y lo abrazan. Al perro le encantará la atención y a ti también.

37

Ponte calabacín en la cara

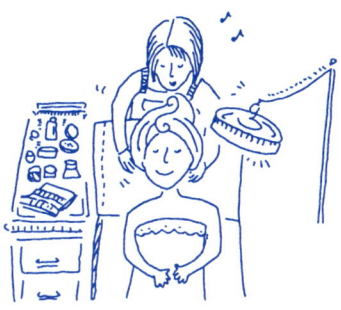

...Y menta y salvia y frambuesa y manzana. ¿Sabías que estos alimentos comunes tienen una doble función? Te alimentan por dentro y te embellecen por fuera.

Belleza desde el jardín

Prueba estas mezclas durante cinco días, son tratamientos para consentir a tu piel con vegetales frescos.

Día 1. Mascarilla mágica de menta. Esta receta desprende las células muertas de la piel, absorbe el exceso de grasa y te cierra los poros. Necesitas más o menos 10 hojas grandes de menta, un tercio de taza de agua y una cucharada sopera de arcilla cosmética blanca. Coloca las hojas de menta y el agua en la licuadora,

muele hasta que esté verde y espumosa, y cuela. En un tazón pequeño, vierte el líquido de la menta a la arcilla y revuelve hasta que se haga una pasta untable. Esparce en la cara y en el cuello limpios, y deja que seque. Enjuaga.

Día 2. Mascarilla de calabacitas Esta mascarilla es alcalina, alivia el dolor y es rica en minerales curativos. Es buena para piel inflamada, sensible, grasosa o propensa a acné. Muele un calabacín pequeño, de siete a 10 centímetros, con un cuarto de taza de agua hasta hacer una pasta suave de color verde pálido, y cuélala. En una moledora de café o en otra licuadora, muele cinco cucharadas soperas de avena hasta formar un polvo grueso (ve la nota final del capítulo 5). Guarda un poco de este polvo para el día 4. En un tazón pequeño, pon suficiente líquido de calabacín con una o dos cucharadas de la avena y deja que tome forma durante un minuto. Extiende esta pasta en tu cara y cuello, y permite que seque por 20 ó 30 minutos. Enjuaga.

Día 3. Eliminador de ácido con frambuesas. Sentirás la tentación de beber esta receta en vez de ponerla en tu cara, pero los ácidos de frutas naturales sirven para quitar la capa superior de células muertas de la piel. La mezcla puede causar ardor en la piel delgada, sensible o quemada; enjuaga de inmediato si esto ocurre. En la licuadora o en un procesador de alimentos, haz un puré con un tercio de taza de frambuesas maduras y frescas, y una cucharada sopera de crema espesa. También

puedes moler con un mortero. Aplica este líquido a la piel recién lavada con una borla de algodón y déjalo durante cinco o 10 minutos. Enjuaga y seca con palmaditas.

Día 4. Paquete de purificación con jugo de manzana y vino tinto. Esta receta actúa como eliminador natural de ácido de frutas, ayuda a cerrar los poros y sirve para aclarar poco a poco el tono de la piel. Exprime una manzana fresca y pequeña. Si no puedes conseguir jugo fresco, rebana la manzana y ponla en la licuadora con un cuarto de taza de agua, licua y cuela. En un tazón chico, pon dos cucharadas cafeteras de jugo de manzana fresco con dos cucharadas cafeteras de vino tinto y una cucharada cafetera rasa de avena molida (ver Día 2) para hacer una pasta untable. Agrega más líquido si es necesario. Aplica en la cara y en el cuello limpios y deja secar durante 20 ó 30 minutos. Después, enjuaga.

Día 5. Enjuague suavizante para el cabello y cuerpo con salvia o manzanilla ¡un producto multiusos! Necesitarás media taza de flores de salvia fresca o manzanilla entera, bien empacada y triturada (salvia para morenos y manzanilla para rubios y pelirrojos), y una cucharada cafetera de bórax. Pon estos ingredientes en una olla y agrega seis tazas de agua hirviendo. Tapa y deja reposar durante 15 minutos y agrega después, media taza de vinagre de sidra de manzana. Cuela y enfría. Utiliza una taza como enjuague final después de lavar el pelo, para suavizar y dar una apariencia brillosa a tu cabello. Refrigera lo que quede hasta por 10 días.

Terapia de manos

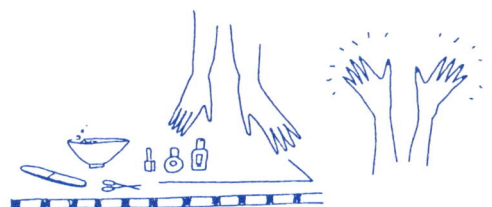

La mayoría de las mujeres tendemos a fijar nuestra atención en la cara y el cabello y descuidamos una de nuestras partes más expresivas: las manos. Ellas están en constante contacto con el sol, el agua, el viento, el calor y el frío; y también con limpiadores agresivos, el polvo y la grasa. Las manos son uno de los primeros puntos en los que se nos manifiesta la edad.

Cuidado básico de las manos

Aplica humectante con frecuencia a lo largo del día, en especial después de haber estado en contacto con el agua.

Usa guantes de hule o de látex al exponer tus manos al agua o a limpiadores; y usa guantes de algodón para hacer trabajos pesados. Se recomienda guantes de jardinería a prueba de agua y de tela, para trabajar con tierra mojada.

Acostúmbrate a usar un filtro solar humectante de factor de protección 15 por lo menos. El daño del sol puede provocar envejecimiento prematuro de la piel, manchas, resequedad y el desarrollo de las temidas "manchas hepáticas".

Deshazte de los olores a cebolla, ajo y tabaco frotando tus manos con jugo de limón diluido o vinagre de sidra de manzana. También te puedes aplicar un par de gotas de aceite esencial de naranja en las palmas y frotar tus manos con fuerza. Enjuaga con agua fría y no dejes de usar humectante.

Para exfoliar la piel seca de tus manos, prueba esta sencilla fórmula: en un tazón pequeño, combina una cucharada sopera de azúcar con una cucharada sopera de aceite de oliva. Revuelve bien y dales masaje a tus manos, en especial alrededor de las cutículas y entre los dedos. Enjuaga y ponte un humectante.

Para hidratar las manos resecas, aplica una capa de tu mascarilla facial. Sigue las instrucciones de la etiqueta para ponerla y retirarla.

39

Mejora la apariencia de tu trasero

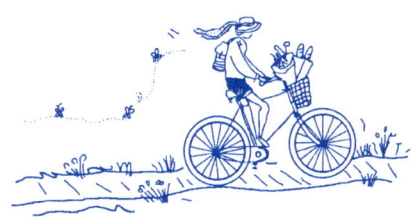

Si tienes «buen» trasero, quizá seas una de las pocas personas que no se sienten mal por las protuberancias y deformaciones de la celulitis, eres aún muy joven o heredaste una estupenda carga de genes. Pero si en efecto tienes celulitis, existen diversos «ajustes» en el estilo de vida que puedes hacer y que no sólo te mantendrán más sano en términos generales, sino que también ayudarán a evitar la formación o desarrollo de la temible celulitis.

Consejos para el tratamiento de la celulitis

¡Levántate, muévete y suda! Lo ideal es hacer una buena rutina de intenso ejercicio, así que lucha contra tus tendencias sedentarias. Puedes trotar, caminar, bailar, andar en bicicleta o patinar para estimular la circulación de todo el cuerpo, en especial de la cintura hacia abajo (el área que suele afectar la celulitis).

Comienza una rutina de aerobics utilizando pesas para mantener el tono y firmeza de tus músculos. Yo sudo mucho y parece que elimino la grasa de mis muslos y glúteos tan rápido como "cortar mantequilla con un cuchillo caliente". Cuando hago este ejercicio con cons-tancia, por lo regular observo resultados en 10 días. Por desgracia, hay muy pocos videos que ofrecen rutinas de ejercicio con este tipo de combinación. Acércate a un gimnasio a ver si hay clases.

Toma mucha agua. El consumo de agua en abundancia hace que las toxinas fluyan hacia fuera del cuerpo.

Sigue una dieta adecuada y balanceada que contenga una buena cantidad de alimentos enteros y sin procesar. Reduce el consumo de carbohidratos refinados y simples, incluidos la harina blanca, el azúcar y sus sustitutos, las papas fritas, los pasteles, las galletas dulces y saladas, las palomitas y las papas a la francesa, por nombrar algunos. Los alimentos con almidón y azúcares pueden causar aumento de peso y retención de agua.

¡Evita la comida salada como si se tratara de una plaga! La sal hace que el cuerpo retenga agua, lo que ocasiona que tu piel luzca hinchada y abultada. Esto agudiza la aparición de la celulitis.

Debes dejar de fumar y evitar lugares donde haya humo de cigarro. Fumar perjudica la circulación y agrega toxinas venenosas a tu corriente sanguínea.

Haz yoga. Si no has querido tomar una clase de yoga para fortalecerte porque piensas que es para personas que no pueden hacer ejercicios pesados, estás totalmente alejada de la verdad. El yoga consiste en realizar una serie de posiciones que fortalecen tus músculos y articulaciones, haciendo uso del peso de tu propio cuerpo como resistencia. Me parece que el yoga tonifica y estira mis músculos, lo que me da una apariencia delgada y elástica. Da equilibrio, coordinación y fuerza, y además es muy desestresante.

Cepilla tu piel todos los días. Se trata de una técnica fantástica para mejorar el tono de la piel, la circulación y el flujo linfático, y también para aliviar la piel seca. Ver el capítulo "Dale un buen cepillado a tu cuerpo" para mayor información.

Consume el mínimo posible de alcohol y cafeína. Estas sustancias hacen que tu cuerpo tenga más toxinas que eliminar y destruyen los nutrientes esenciales para conservar la salud de la piel.

Mantén tu peso dentro del rango conveniente. La celulitis es mayor si tienes sobrepeso.

Come bien para lucir saludable

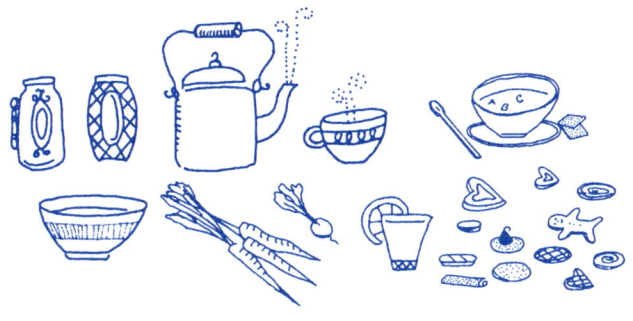

Para lucir un cutis maravilloso, nítido y terso es esencial tener una alimentación apropiada. Nuestra piel necesita de los diferentes nutrientes para mantener el equilibrio del pH y una apariencia resplandeciente. Las dos recetas siguientes están llenas de vitaminas y minerales de fácil absorción. También te proporcionan una forma deliciosa de elevar tu nivel de energía y el de tus defensas.

Té de hierbas para una piel sensacional

Es una rica mezcla para hacer infusión que, caliente o fría, ayuda a reforzar un sistema inmunológico deficiente y a restaurar el aspecto de la piel. Todas las hierbas de esta fórmula deben estar deshidratadas; la receta rinde para 25 ó 30 tazas de té.

- 2 cucharadas soperas de hojas de toronjil
- 1 cucharada sopera de flores de lavanda
- 1 cucharada sopera de hojas de menta
- 1 cucharada sopera de flores de manzanilla
- 1 cucharada sopera de pétalos de rosa
- 1 cucharada sopera de ortigas
- 1 cucharada sopera de alfalfa
- 1 cucharada sopera de escaramujos
- 2 cucharadas cafeteras de hojas de amargón
- 2 cucharadas cafeteras de hojas de frambueso
- ½ cucharada cafetera de raíz de jengibre

1.- Revuelve todas las hierbas en un tazón mediano y guárdalas en una lata cerrada, frasco o botella de vidrio, o bolsa de plástico sellada, que pondrás en un lugar fresco y oscuro. Debes consumirlo en un lapso menor a seis meses.

2.- Para prepararlo, hierve una taza de agua en un recipiente pequeño, retira del fuego y agrega una cucharada cafetera del té. Cubre y deja reposar durante 10 ó 15 minutos.

3.- Cuela antes de beber y si lo deseas, pon miel o limón al gusto. Puedes tomar hasta tres tazas grandes al día.

La flores son la sonrisa de la tierra.
Ralph Waldo Emerson

¡Qué piel tan suave!

Esta receta la considero mi "desayuno bomba antiestrés". Está cargada de vitamina B -que mejora la cutis y reduce el estrés-, calcio, potasio, zinc, hierro, fibra, proteína y carbohidratos, elementos básicos para una energía duradera. Me encanta el sabor, pero si no te gusta mucho la levadura de cerveza, te tomará un tiempo acostumbrarte. Esta fórmula rinde para dos tazas y media o una comida completa.

- 1 plátano congelado o 1 taza de fresas congeladas
- 2 tazas de leche de vaca orgánica, baja en grasa o de leche de soya enriquecida
- 1 cucharada sopera de levadura de cerveza
- 2 cucharadas cafeteras de azúcar morena
- 2 cucharadas cafeteras de semillas de girasol crudas
- 1 cucharada cafetera de semillas de ajonjolí crudas
- 10 almendras crudas
- ¼ de taza de avena cruda o cocida
- 2 cucharadas cafeteras de miel
- ¼ de cucharada cafetera de canela molida
- 2-3 cubos de hielo (opcional; para hacer una rica bebida helada)

Pon todos los ingredientes en el vaso de la licuadora y lícualos de 30 a 60 segundos con la velocidad alta. Por lo general, yo consumo trago a trago, toda la mezcla durante la mañana mientras trabajo. O bién puedes poner la mitad de la mezcla en una taza grande, taparla y refrigerarla para tomarla más tarde.

Dale un buen cepillado a tu cuerpo

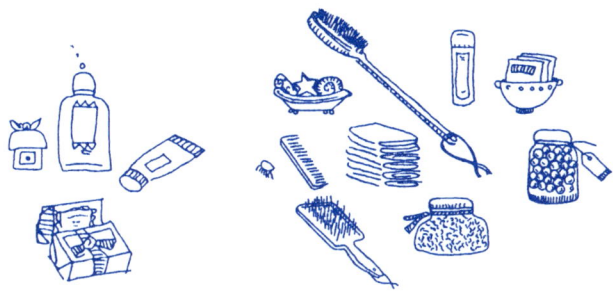

La piel seca y con escamas no sólo tiene un aspecto desagradable, sino que también se siente áspera. Para acabar con la piel reseca, recomiendo que tanto hombres como mujeres lleven a cabo un sencillo y vigorizante ritual matutino: cepillar en seco para estimular la epidermis. El cepillado es muy efectivo para activar la circulación sobre todo para las personas que sufren de piel de "víbora" en el invierno.

Busca tu bienestar y tu salud

El cepillado en seco es esencial para tener una piel suave, tersa y sana. A lo largo del día, tu piel desecha más de 200 gramos de impurezas a través de miles de pequeñas glándulas sudoríparas, lo que representa alrededor de la tercera parte de todas las secreciones del cuerpo.

Si por usar ropa apretada, desodorantes que contienen aluminio y humectantes a base de aceite mineral tienes obstruidos los poros de la piel, hay que buscar la manera de que estos compuestos tóxicos encuentren la salida. Con el tiempo, las toxinas acumuladas harán que tu piel luzca pálida, descolorida y con barros o espinillas, y las células muertas que permanecen en la epidermis ocasionarán que su textura se vea reseca y escamosa, y se convierta además, en una impenetrable barrera para la mayoría de los humectantes. ¿Alguna vez aplicaste hasta el cansancio un humectante en piernas y brazos, tratando de aliviar la piel áspera y reseca, y nunca desapareció esa sensación de resequedad? Lo primero que debes hacer es eliminar la acumulación de células muertas si quieres obtener buenos resultados con los humectantes, y aquí es dónde el cepillado en seco representa una gran ayuda.

Al contrario de lo que puedas pensar, sí está indicado cepillar la piel en casos de eccema o psoriasis. En efecto, es posible que tengas que hacer más presión, pero la estimulación es magnífica para las zonas gruesas, escamosas y ásperas.

Repite esta rutina todos los días. Es buena idea limpiar tu cepillo de cuerpo con agua y jabón cada semana para que no guarde vestigios de la piel desechada.

Paso 1. El cepillado en seco se efectúa sobre la piel seca, sin grasa, ni mojada, ni húmeda. Hazlo antes de bañarte o lavarte la piel con un cepillo de fibra natural del tamaño de la palma de tu mano, de preferencia que tenga asas o correa para sostenerlo. Cepilla todo el cuerpo, excepto la cara (y senos, si eres mujer), durante cinco ó 10 minutos. No cepilles fuerte. Al principio, tendrás que empezar con mucha suavidad y poco a poco elevar el nivel para un cepillado más vigoroso, pero nunca llegues al punto en que la piel se ponga roja. Empieza por las manos, entre los dedos, después los brazos y antebrazos, cuello, pecho, estómago, parte lateral del tórax y espalda. Después cepilla tus piernas comenzando por los pies. Al terminar te sentirás con mucho vigor, ¡y tu piel brillará!

Paso 2. Vierte una cucharada sopera de aceite de ajonjolí, almendra, oliva o aguacate en un tazón pequeño y agrega una gota o dos de aceite esencial de hojas de limón, albahaca, manzanilla alemana o lavanda. Date masaje en todo el cuerpo durante cinco minutos, incluidos cara, orejas y cuero cabelludo, si te lavas el cabello ese día. Después, métete a la regadera y date un baño normal; toda la piel muerta que exfoliaste se irá en este proceso. Asegúrate de secarte con palmadas pequeñas, sin frotarte, y aplica un humectante ligero después del baño si es necesario.

El valor agregado del cepillado

EL cepillado del cuerpo te ofrece un beneficio extra, porque al abrirse los poros obstruidos se eliminarán las toxinas y la celulitis empezará a disminuir. Confía en mí, verás que funciona. Sigue una buena dieta baja en grasas y un programa de ejercicio. Comprobarás que funciona aún más rápido.

42
Nutre tus uñas

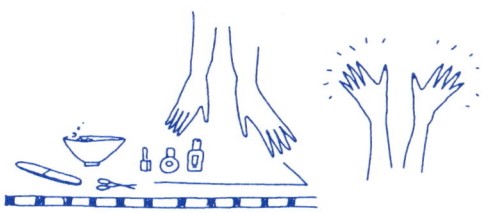

La persistencia de problemas en las uñas a pesar de un cuidado constante pueden ser indicios de que a tu cuerpo le falta algo. Si bien algunos cambios en su apariencia se deben a la edad y al clima, debes vigilar tus uñas para poder detectar a tiempo problemas más serios. Las uñas pueden sufrir de fragilidad, descarapelamiento, inflamación de cutículas, debilidad, decoloramiento y manchas, si no comes los alimentos adecuados.

Comida para las uñas

Las uñas están formadas de manera primordial por una proteína de nombre queratina. Este nutriente esencial se encuentra en los productos se soya, carne de res magra, aves, pescado, nueces, semillas, granos enteros, frijoles, huevo y yoghurt.

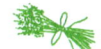

Si estás a dieta, la pérdida de peso rápida puede conducir a deficiencias nutricionales que provocan falta de brillo en las uñas, lo que no es muy saludable. Procura no bajar más de un kilo por semana y sujétate a una dieta balanceada.

El estrés provoca la pérdida de hierro y de vitaminas A, B y C de tu cuerpo, nutrientes indispensables para tener uñas fuertes y parejas. También dificulta el paso del flujo sanguíneo a las puntas de los dedos, lo que hace que las uñas luzcan pálidas.

Incluye en tu dieta alimentos como las semillas de calabaza y de lino, así como aceites de hierba del asno o de borraja. Son ricos en ácidos grasos esenciales que fortifican tus uñas y humectan la piel que las rodea.

El zinc, el azufre y el sílice son minerales básicos que fortalecen las uñas. Incluye en tu dieta diaria brócoli, cebolla, ajo, espirulina, cebada, alfalfa, amargón, nueces, granos enteros y manzana.

La biotina y el ácido fólico, vitaminas muy importantes del grupo B, ayudan a evitar y sanar uñas frágiles que tienden a escarapelarse.

Un vaso diario de jugo de zanahoria, rico en calcio, es una forma deliciosa de fortalecer huesos, dientes y uñas. La leche de soya enriquecida con calcio y la leche de vaca descremada también contienen una buena cantidad de queratina.

La reflexología para aliviar el estrés

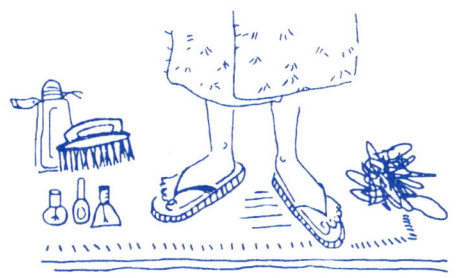

La reflexología es una ciencia basada en la idea de que hay reflejos en los pies y en las manos, que tienen relación con todos los órganos, funciones y partes del cuerpo humano. Hacer presión en estos puntos con los dedos pulgares e índices, puede producir resultados sorprendentes. La reflexología contribuye al alivio del estrés, normaliza las funciones del cuerpo, mejora la circulación y alivia el dolor.

Relajémonos

Se dice que los pies son más sensibles y receptivos al tacto que nuestras manos, porque es en ellos donde termina una gran cantidad de los nervios sensitivos y motores que se extienden por todo el cuerpo. Se calcula que son más menos 7 mil 200 en cada pie. Debido a que los pies, a diferencia de las manos, no están en constante exposición a los elementos de la naturaleza, también responden muy bien a los efectos tranquilizantes a los que induce una sesión de reflexología.

No es posible explicar aquí cómo se llevan a cabo cada uno de los diversos pasos que sigue la reflexología. Pero te presentaré a continuación dos técnicas básicas que pueden realizarse fácilmente en la casa y que te darán alivio después de un día de mucho estrés. La reflexología debe practicarse siempre con los pies secos.

Estimulación del dedo gordo. Este ejercicio aumenta la corriente sanguínea al cerebro, a las glándulas pituitaria y pineal, y al cuello. También alivia la tensión en el cuello y relaja la mente. Mientras sostienes el pie con el pulgar de tu mano en la parte gruesa del arco, y tu índice apoyado en la parte superior externa, «camina» tu pulgar hacia abajo y «camínalo» hacia arriba en cada una de las cinco zonas de tu dedo gordo. Para encontrar las zonas, traza cuatro líneas verticales que tengan el mismo espacio entre sí y que vayan de la punta a la base del dedo gordo. Para llevar a cabo el proceso de "caminar" debes hacer, cada 2.5 centímetros, un movimiento como de gusano, utilizando la yema de tu dedo gordo. Repite la acción mientras subes o bajas presionando en forma simultánea.

Presión al plexo solar. "Al plexo solar se le conoce como el 'distribuidor de nervios' del cuerpo, pues es el área donde se almacena la mayor cantidad de estrés. Presionar este reflejo siempre produce una sensación de relajamiento", -dicen Inge Dougans y Suzanne Ellis, autoras del libro *El arte de la reflexología*. Para encontrar el reflejo del plexo solar, toma la parte superior de tu pie y aprieta ligeramente los metatarsos, que son los cinco huesos que están a lo largo de la parte media del pie y que se conectan con cada dedo. Con este movimiento se formará una depresión o hueco justo debajo de la parte gruesa y en el centro del arco. Esta depresión es el reflejo del plexo solar. Presiona con tu dedo pulgar este punto, sostén por unos segundo y suelta. También puedes usar tu pulgar para hacer pequeños movimientos circulares, primero en el sentido de las manecillas del reloj y después en sentido opuesto. Al final, presiona y sostén una vez más.

Sana tu piel reduciendo el estrés

El estrés puede causar o empeorar los trastornos de la piel, como el eccema, psoriasis, acné, urticaria, exceso de la transpiración y palidez en el cutis. Las técnicas para reducir el estrés incluyen ejercicio, bastante sueño, masaje en cara y cuerpo, reflexología, respiración profunda, biorretroalimentación, reiki, convivencia con amigos cercanos y familiares, y diversión.

Haz de tu recámara un refugio

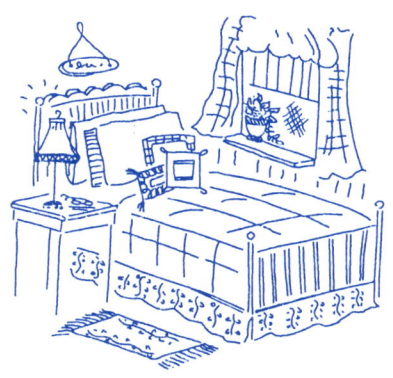

Es un hecho que el ser humano pasa más tiempo en su recámara que en ningún otro lugar de la casa y con frecuencia esta habitación está diseñada para dormir y nada más. No tiene porqué ser así. La recámara debe ser tu refugio personal, con un ambiente propicio para relajarte, hacer meditación, leer y para el romance.

Crea un espacio privado

Olvídate de las paredes blancas ¡qué aburrido! Experimenta con otros colores. Si eres tímido, prueba primero con los colores pastel; si eres más dramático, elige un color más atrevido. ¡Usa tu imaginación!

Las plantas pueden añadir serenidad e interés a la recámara, sin mencionar que oxigenan el aire y dan un toque natural. Si cuentas con pocos muebles, planta una palma grande, una balsamina o un árbol de caucho en una maceta decorativa y colócala frente a la ventana para que le llegue el sol. Mantenla fuera del alcance de los niños y de mascotas.

Si tu recámara es lo bastante amplia para acomodar una silla y un sofá, o incluso colocar un sofá cama, entonces debes invertir en uno. Estos muebles ofrecen la mayor comodidad y de hecho son una seductora invitación a sentarse y leer o tomar una siesta.

Invierte en sábanas de buena calidad que sean de franela, algodón pima o satín. Dormir debe ser tan placentero o tan sensual como sea posible.

Ten un diario en tu mesa de noche y antes de dormir tómate un momento y escribe tus reflexiones del día. Es una buena manera de tranquilizarse y olvidar los problemas.

Procura tener una charola con un juego de té junto a tu cama o sillón favorito, y lleva a tu recámara tu té preferido. Llena una bonita tetera de cerámica o barro con agua hirviendo, sirve el té y bebe una taza para relajarte.

Coloca velas aromáticas de diferentes formas y tamaños frente a un espejo o tal vez en tu tocador. Enciéndelas antes de un encuentro romántico para perfumar el aire y ver cómo la luz oscila y danza.

Vuelve a descubrir el gozo de un viaje imaginario por medio de la lectura. Ten junto a tu cama una selección de libros que alimenten el alma.

Elabora o compra varias almohadas de terciopelo o afelpadas que combinen con los colores de tu recámara. Son cómodas y suaves, y son muy buenas para apoyar la cabeza al leer en la cama.

Designa en tu habitación un área especial para practicar yoga, meditación o simples ejercicios de estiramiento. Éstas son magníficas formas de iniciar o terminar el día.

Para terminar, no olvides la música. Puede tranquilizarte, reanimarte, hacer que sientas ganas de bailar o cantar, despertarte o arrullarte.

Rodéate de fragancias

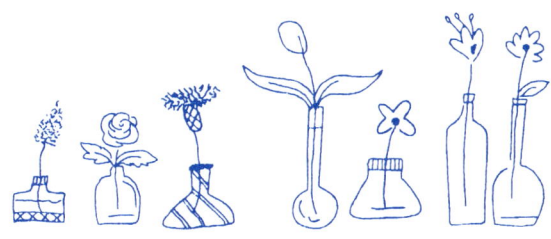

Los aromas y fragancias estimulan los centros emocionales del cerebro por lo que pueden influir en forma dramática el sentido del estado de ánimo y la memoria. Por ejemplo, las galletas de chispas de chocolate recién horneadas, un bosque siempre verde en el verano, la brisa del mar o simplemente un cachorro, evocan recuerdos maravillosos que pueden encenderse de nuevo en un instante al oler un perfume.

Detente y huele las rosas

Mis flores perfumadas favoritas son la rosa arrugada, la lila, la lavanda, la madreselva, la azalea silvestre, el jacinto, la gardenia, el lirio del valle, la fresia, la rosa, la verbena y la flor de naranjo. Esta mezcla de arbustos, matas, hojas perdurables y enredaderas produce flores con aromas intensos, impetuosos y embriagantemente dulces.

Para perfumar tus sábanas de percal y hacer que se sientan como seda, rocía una capa fina de tu talco perfumado preferido.

¿Necesitas un energético instantáneo y refrescante? Rocía las plantas de tus pies con colonia fresca, menta fresca o agua de geranio de rosa.

Coloca una pastilla del jabón perfumado que más te guste en el cajón de tu ropa interior o del escritorio de tu oficina. Cada vez que abras el cajón, llegará a ti un hálito de esta rica fragancia.

Refrescante cítrico para la habitación

Los aceites esenciales de toronja y limón se combinan para hacer un spray ligero, dulce refrescante que sirve al mismo tiempo para neutralizar los olores desagradables (en especial el de las mascotas) mientras te levanta el ánimo. Es económico y libre de químicos.

- ½ taza de agua destilada
- 1 cucharada cafetera de aceite esencial de limón
- 1 cucharada cafetera de aceite esencial de toronja

Vierte la mezcla en un frasco atomizador de cristal con capacidad para ocho onzas. Agítalo bien antes de usarlo para perfumar el aire de toda tu casa.

46
Ponte una mascarilla

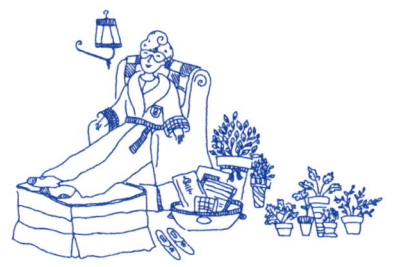

Las mascarillas faciales pueden hacerse con miles de ingredientes naturales y se usan para hacer una limpieza profunda, tonificar, exfoliar y suavizar la piel, o para estimular un cutis sin vida. Las mascarillas deben aplicarse siempre sobre la piel limpia y húmeda. Procura recostarte o sentarte y descansar mientras tienes la mascarilla; la relajación optimiza los beneficios del tratamiento.

Descúbrete

Para restablecer el aspecto de "duraznos y crema" de la piel normal, seca o muy sensible, machaca y revuelve la mitad de un durazno pequeño muy maduro con dos cucharadas de crema espesa. Aplica la pasta en tu cara y cuello, y deja por 30 minutos. Enjuaga con agua tibia.

¿Necesitas una mascarilla que alivie y mitigue el dolor de la piel quemada o irritada, ya sea normal o grasosa? Toma del botiquín la botella de leche de magnesia y aplica una capa delgada sobre tu cara, cuello y pecho. Deja que seque por cinco o 10 minutos. Enjuaga con agua tibia y usa después un humectante ligero.

Comer una manzana diaria evita la acumulación de piel seca. La manzana contiene ácido málico, un ácido ligero que remueve la capa superior de células muertas de la piel. Pela una manzana pequeña y pon la mitad en la licuadora con un poco de agua hasta que la mezcla esté suave. Aplica el líquido con un trozo de algodón en cara, cuello y pecho. Deja que seque por 15 ó 20 minutos y enjuaga con agua tibia. Esta mascarilla puede usarse en todo tipo de piel.

Activa la circulación con levadura de cerveza

Esta mascarilla puede usarse en todo tipo de piel para conseguir un tono sonrosado. Ayuda a eliminar la apariencia pálida propia del invierno.

1 cucharada sopera de levadura de cerveza
2 cucharadas cafeteras de agua (para piel grasosa), 1-2 de leche (para piel normal), o crema (para piel seca)

Mezcla los ingredientes para hacer una pasta que te puedas untar. Es probable que necesites un poco más o menos de agua, según el tipo de levadura. Aplica una capa delgada en la cara y en el cuello. Deja que seque y enjuaga. Esta mascarilla puede causar comezón mientras se seca, pero no te asustes, es normal. Si la comezón es excesiva, enjuaga de inmediato y pon un buen humectante.

Consejos para tener unos labios sensuales

Los labios, a diferencia del resto de la piel, contienen glándulas no sebáceas (aceite) o glándulas sudoríparas, y por lo tanto, no pueden humectarse a sí mismos. Si el tejido de los labios se daña con el calor, el frío, los lápices labiales, el cigarro, las bebidas embriagantes, algún tipo de herpes u otros agentes, la pequeña cantidad de saliva que los labios alcanzan a tomar con la punta de la lengua, no será suficiente para evitar que se deshidraten.

Tomemos precauciones

Cuando te expongas al sol, ya sea en la playa o al esquiar en la montaña, no olvides proteger tus labios con un filtro solar con factor de protección 15 o superior.

El aceite de ricino espeso, un ingrediente que se utiliza en los lápices labiales, puede aplicarse directo de la botella para lograr una apariencia brillosa.

Ponte un poco de crema de cacao para lograr un efecto humectante con sabor a chocolate. Estupendo para hombres y jóvenes, ya que no tiene color y no brilla mucho.

Después de cepillar tus dientes, también cepilla tus labios con cuidado. "No sólo quita cualquier grieta, sino que hincha el labio y logra la tan buscada apariencia 'carnosa'", -dice Diane Irons, autora del libro *Los mejores secretos del mundo para conservar la belleza*.

Aplica crema para los labios varias veces al día para crear una barrera resistente que ayude a evitar la pérdida de humedad.

¡Manténte hidratado! Asegúrate de tomar mucha agua a lo largo del día.

Un poco de miel en los labios actúa como humectante y lleva la humedad del ambiente a tu piel, además mantiene tus labios suaves, carnosos y besablemente dulces.

Un poco de glicerina vegetal mezclada con vitamina E o aceite de germen de trigo crea una barrera de humedad efectiva y además nutritiva.

Aprende a querer a la lavanda

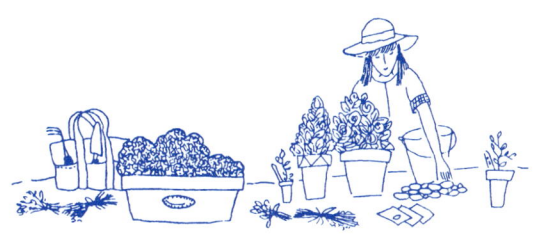

Desde la Grecia antigua hasta los tiempos modernos, la lavanda ha sido una de las hierbas cultivadas más comunes y mejor utilizadas. Y no es de extrañarse, ya que es de las más versátiles. Todas las formas de la lavanda —en aceite esencial, deshidratada, fresca, en hidrosol aromático y en té— son seguras para usar en todo tipo de piel, incluso en la piel delicada de los bebés.

Los beneficios de la lavanda

Siembra lavanda. Plántala en un punto soleado cerca de una banca de tu jardín, de una piedra grande o de un tronco. En un caluroso día de verano, siéntate sobre la tierra donde está la lavanda, frota tus manos con ella y aspira el delicioso perfume que queda en el aire. Se recomienda el uso de lavanda para personas que están constantemente bajo tensión y sobreestimuladas, y para aquéllas a quienes les es difícil relajarse y serenarse.

El aceite esencial de estas flores adorables, púrpuras y de gran fragancia puede darte tranquilidad sin agotar tu energía. Para mejorar la concentración y lograr mayor claridad mental, pon una gota en tu muñeca, en las palmas de las manos o en la nuca y respira profundamente.

La lavanda es un antiséptico potente. Añade dos gotas de aceite esencial de lavanda a una cucharada cafetera de aceite de semilla de soya, almendra, oliva o avellana, o a una cucharada cafetera de jugo de aloe vera y aplica la mezcla directo a las quemaduras por sol o de otro tipo, a heridas, picaduras de insectos o granos inflamados, para limpiar y desinfectar.

Elabora un saco de baño para suavizar la piel. Mezcla un cuarto de taza de flores de lavanda deshidratadas, un cuarto de taza de leche entera en polvo y un cuarto de taza de avena. Coloca esta combinación en una bolsa de muselina de 7 x 12 centímetros que tenga cierre y sumérgela en el agua de la tina, de manera que los ingredientes puedan liberar sus propiedades curativas. Frota el saco en todo tu cuerpo para limpiar e hidratar la piel reseca.

Mejora tu ánimos. Compra una botella de aerosol con aroma de lavanda —un producto líquido derivado de la destilación del aceite esencial— y rocía un poco en tu cara y cabello, y en el aire que te rodea. Aspira los vapores que se desprenden. Los componentes químicos de la planta de lavanda tienen la propiedad de alterar las emociones al influir en el sentido del olfato, que activa la región del cerebro que tiene que ver con la memoria y el estado de ánimo.

Vinagre de lavanda a la vieja usanza

Pon un poco de este oloroso vinagre en una ensalada para variar tu aderezo habitual o utiliza una porción de vinagre y ocho porciones de agua como tonificante facial o enjuague de cabello. Esta receta rinde para dos tazas de vinagre más o menos.

- 1 taza de flores y hojas de lavanda fresca o ½ taza si las flores son deshidratadas
- 2 cucharadas cafeteras de cáscara de limón
- 2 tazas de vinagre de sidra de manzana cruda

Coloca la lavanda y la cáscara de limón en un frasco con capacidad para un litro y vierte el vinagre al tiempo. Cubre con plástico, después cierra el frasco con su tapa normal y guárdalo en un lugar oscuro y fresco durante dos o cuatro semanas. Agita todos los días. Cuela el vinagre, embotella en un contenedor decorativo y utiliza como vinagre normal.

Feliz aquél que tiene el poder de adquirir la sabiduría de una flor.

Anónimo

Con hierbas, haz la almohada de los sueños

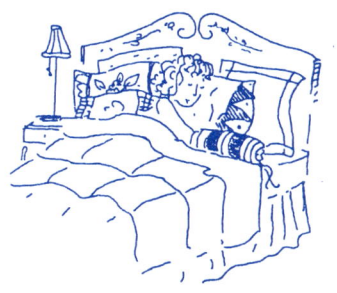

La almohada de los sueños es un pequeño cojín perfumado y suave, lleno de hierbas, que por tradición se usan para evitar pesadillas, evocar sueños coloridos, exóticos y apacibles, o sólo para ayudar a conciliar un sueño profundo. Pon esta almohada en su funda y mientras duermes, deja que las hadas te lleven al país de los sueños.

Elige tu mezcla predilecta y sigue las instrucciones para hacer la almohada de los sueños. Todas las hierbas deben ser deshidratadas, a menos que se indique otra cosa.

Sueño perfumado

Para sueños tranquilos y serenos. Un cuarto de taza de abetos frescos o deshidratados, o agujas de abeto balsámico, un cuarto de taza de hojas de pino frescas o deshidratadas cortadas en pedazos de dos centímetros, un cuarto de taza de artemisa pegajosa y un cuarto de taza de toronjil.

Para sueños románticos. Un cuarto de taza de lavanda, un cuarto de taza de pétalos de rosa, un cuarto de taza de manzanilla entera, dos cucharadas soperas de frutos del lúpulo y dos cucharadas soperas de hierba gatera. Si tienes gato, puede que quieras omitir la hierba gatera. Te contaré que mi gato, Toby, descubrió esta almohada forrada con franela, ¡y se la llevó a su propia cama!

Para sueños vivaces y coloridos. Un cuarto de taza de hojas de limón, un cuarto de taza de flores de maravilla y un cuarto de taza de artemisa pegajosa.

Almohada de los sueños

Esta almohada es fácil de hacer y perfecta para regalar. ¡Dulces sueños!

Elige una de las mezclas anteriores o crea la tuya propia.

1.- Para hacerte rápidamente de una almohada, compra una bolsa de muselina con cierre de 7 x 12 centímetros, o de 8 x 13 centímetros, llénala con las hierbas y ciérrala bien. También puedes usar la bolsa como forro y cubrirla con una tela más suave y decorativa, como franela, seda, satín o pana.

2.- Si quieres confeccionar tu propio forro, corta un pedazo de tela de 28 centímetros cuadrados y cose en las orillas un dobladillo de 2.5 centímetros.

3.- Coloca la bolsa o el forro que contiene la hierba sobre el revés de la tela decorativa y envuelve como si fuera un caramelo. Amarra los extremos con un listón. Debes cambiar el relleno de hierbas cada dos o tres meses.

Palabras de sabiduría

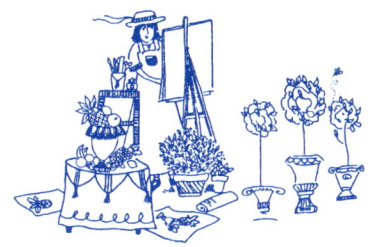

Existen muchos libros de autoayuda para tratar la mente, el cuerpo y el espíritu. Sin embargo en ocasiones, los conceptos más importantes que deben recordarse son los más sencillos: lecciones que te dieron tus padres, tus maestros, los niños e inclusive tus propias experiencias. Tómate el tiempo para valorar lo que tienes y recordar unas cuantas palabras sabias que te inspirarán durante el día.

Vive bien

Confía en ti. Tu creatividad fluirá y la vida será más fácil de manejar.

Eleva tu nivel de energía y tu habilidad para concentrarte, respirando profundamente. Aspira con lentitud y expulsa todo el aire.

Haz ejercicio con regularidad.

Date un baño a la semana con tu aceite esencial preferido.

Come frutas y vegetales frescos en mayores cantidades.

Elige retos y propicia el cambio.

Pide a tus seres queridos que te abracen.

Haz cosas que te hagan sentir bien con respecto de ti mismo; date un masaje, cómprate algo que te guste o tómate un día libre.

Habla con el niño que llevas dentro y ámalo.

Deja de culparte a ti mismo y a los demás.

Empieza cada día con un pensamiento positivo. Compra un libro de oraciones diarias o de lemas que te inspiren, y lee uno todas las mañanas al levantarte.

Pide a alguien en quien confíes que te diga qué le gusta de ti.

Comunícate con la naturaleza. Da paseos, explora algún bosque cercano y siéntate en el pasto a valorar las vistas, los sonidos y los olores.

Busca la tranquilidad y escucha a tu corazón; a menudo da los mejores consejos.

Afirmaciones personales

Practica estas afirmaciones personales todos los días y mantén una actitud positiva y entusiasta. Aquí hay unos ejemplos.

- "Ahora confío en mí por completo".
- "Soy una persona emprendedora, inteligente y talentosa".
- "Mantengo la calma y la serenidad sin importar las circunstancias".
- "Estoy en paz".
- "No me preocuparé, no importa lo que pase hoy".
- "Puedo hacer cualquier cosa que me proponga".

TÍTULOS DE ESTA COLECCIÓN

Aromaterapia para Practicantes. *Ulla-Maija Grace*
Baños Sanadores con Aromaterapia. *M. L. Lazzara*
Bodynetics. *Gustavo Levy*
Canalización. *Roxanne McGuire*
Colores y Aromas. *Susy Chiazzari*
Do-In. *May Ana*
Duerme Profundamente esta Noche. *Barbara L. Heller*
Energía y Reflexología. *Madeleine Tourgeon*
Escuchando a tu Alma. *Dick Wilson*
Herbolaria Mexicana. *Dr. Edgar Torres Carsi*
Hidroterapia. La Cura por el Agua. *Yolanda Morales*
La Anatomía Energética y la Polaridad. *Michelle Guay*
La Autopolaridad. *Michelle Guay*
La Ciencia de los Chakras. *Daniel Briez*
La Mente. Masajes Mentales. *M. E. Maundrill*
La Música... El Sonido que Cura. *Kate y Richard Mucci*
Las Maravillas del Masaje. *Imelda Garcés Guevara*
Manual Completo de Esferas Chinas. *Ab Williams*
Meditación Práctica. *Steve Haunsome*
Naturopatía.
Reiki. Guía Práctica. *Bill Waites y Master Naharo*
Reiki Plus. La Curación Natural. *David G. Jarrell*
Reiki Plus. Manual de Prácticas Profesionales. *D. G. Jarrell*
Relajación Inmediata. *Alain Marillac*
Renacer con las Flores de Bach. *Fils du Bois*
Salud con Colores. Guía Práctica. *Graham Travis*
Sanación. Reiki. *Peychard C. G.*
Sanación Solar. *Richard Hobday*
Siéntete de Maravilla Hoy. *Stephanie Tourles*
Tu Cabello Naturalmente Sano. *M. B. Janssen*
Tu Cuerpo y sus Secretos. *Jocelyne Cooke*
Tu Rostro y sus Secretos. *Jocelyne Cooke*
Tus Lunares, ¿Qué Expresan? *Pietro Santini*
Tus Pies. Su Cuidado Natural. *S. Tourles*
Un Arte de Ver. *Aldous Huxley*
365 Maneras de Energetizar tu Mente, Cuerpo y Alma. *S. Tourles*
365 Formas para Relajar tu Mente, Cuerpo y Espíritu. *B. Heller*
50 Formas Sencillas de Consentirte. *S. Tourles*
50 Formas Sencillas de Consentir a tu Bebé. *K. Siegel-Maier*

Esta obra se terminó
de imprimir en los talleres de
Programas Educativos, S. A. de C. V.
Calz. Chabacano No. 65-A
Col. Asturias C. P. 06850 México, D. F.

Empresa Certificada por el Instituto
Mexicano de Normalización Y Certificación
A. C. bajo las Normas ISO-9002:1994/NMX-CC-04
1995 con el Núm. de registro RSC-048
e ISO-14001:1996/SAA-1998 con el
Núm. de registro RSAA-003.